પ્રિય વાચક,

"કેવી રીતે સુપરફૂડ્સ સાથે રોગ મુક્ત જીવવું" પુસ્તક નો ઉદ્દેશ્ય તમને રોગનું ઊંડાણપૂર્વકનું જ્ઞાન તેમજ કુદરતી રીતે રોગને રોકવા અને નિયંત્રિત કરવા માટે શ્રેષ્ઠ ખોરાક વિકલ્પો પ્રદાન કરીને દવાઓ પરની તમારી નિર્ભરતા ઘટાડવામાં મદદ કરવાનો છે.

સ્વસ્થ ખાઓ અને ખુશ રહો!

લા ફૉન્સિયર

ફાર્મસીમાં માસ્ટર્સ,

સંશોધન વૈજ્ઞાનિક, અને

રજિસ્ટર્ડ ફાર્માસિસ્ટ

અનુક્રમણિકા

કેવી રીતે સુપરફૂડ્સ સાથે રોગ મુક્ત જીવવું

સ્વસ્થ જીવન માટે સંપૂર્ણ સુપરફૂડ્સ માર્ગદર્શિકા

લા ફૉન્સિયર

Eb
emerald books

emerald books

પરિચય

આજકાલ ડાયાબિટીસ, હાઇ બ્લડ પ્રેશર અને આર્થરાઇટિસ ખૂબ જ સામાન્ય બની ગયા છે. લગભગ દરેક પરિવારમાં આમાંથી કોઇને કોઇ બીમારી હોય છે. લોકો આ બીમારીઓને જીવનનો એક ભાગ તરીકે સ્વીકારવા લાગ્યા છે, જે સારી વાત નથી. આજની આપણી જીવનશૈલીમાં, જેમાં પ્રોસેસ્ડ ફૂડનું વધુ પડતું સેવન, વારંવાર બહાર જમવાનું, ધૂમ્રપાન અને દારૂનું સેવન શામેલ છે, 50 વર્ષની ઉંમર સુધીમાં તમને હાઇ બ્લડ પ્રેશર, હાઇ સુગર લેવલ અથવા બંને થવાની 70% શક્યતા છે

શરીરમાં કોઇ રોગનો અર્થ એ છે કે તમારી રોગપ્રતિકારક તંત્ર સતત બીમારી સામે લડવામાં વ્યસ્ત રહે છે. ધીમે ધીમે, તમારી રોગપ્રતિકારક તંત્ર તેની અસરકારકતા ગુમાવે છે અને નબળી પડી જાય છે. જો બીજી બીમારી હુમલો કરે છે, તો તમારી રોગપ્રતિકારક તંત્ર લડવામાં અસમર્થ રહે છે, અને આનાથી જીવલેણ પરિણામો આવી શકે છે. તમારે 20 વર્ષની ઉંમરથી જ તમારા સ્વાસ્થ્યનું ધ્યાન રાખવાનું શરૂ કરી દેવું જોઇએ. કોઇપણ બીમારી સામે કુદરતી રીતે લડવા માટે તમારા શરીરને મજબૂત બનાવો.

વધુ રોગો એટલે વધુ દવાઓ. ફાર્મસી ક્ષેત્રમાં હોવાથી, હું તમને ખાતરી આપી શકું છું કે દવા પર આધાર રાખવો સારી વાત નથી. બીમારી માટે સૂચવવામાં આવતી દવાઓની આડઅસરો હોય છે. આ આડઅસરોને ઓછી કરવા માટે, તમને ઘણીવાર દવાઓનો બીજો સમૂહ આપવામાં આવે છે જે તમારી પ્રાથમિક દવાઓની આડઅસરોની સારવાર કરે છે, પરંતુ તેમની પણ આડઅસરો હોય છે, જેના માટે ફરીથી કેટલીક અન્ય દવાઓની જરૂર પડે છે, તેથી ચક્ર મૂળભૂત રીતે ચાલુ રહે છે. પરંતુ એક ઉકેલ છે! તમે તમારા આહારમાં એવા ખોરાકનો સમાવેશ કરી

શકો છો જે તમારી દવાઓ જેવી જ અસરો ધરાવે છે. આ ખોરાકનું નિયમિત સેવન કરીને, તમે તમારા શરીરને સાજા કરી શકો છો અને કુદરતી રીતે બીમારી સામે લડવા માટે તમારી રોગપ્રતિકારક શક્તિ વધારી શકો છો.

ધ્યેય રોગમુક્ત રહેવાનો હોવો જોઈએ, અને તૈયારી તમારા 20 ના દાયકામાં શરૂ થાય છે. તમે તમારા 20 અને 30 ના દાયકામાં જે ખાઓ છો તે તમારા 50 વર્ષથી વધુના આયુષ્યને અસર કરે છે. કોઇ રોગને રોકવા માટે, તમારે તે રોગનું સંપૂર્ણ જ્ઞાન હોવું જરૂરી છે, જેમ કે તે શા માટે થાય છે? તે તમારા શરીરને કેવી રીતે અસર કરે છે? બીમારી દરમિયાન તમારા શરીરમાં બરાબર શું થાય છે? કોઇ ચોક્કસ રોગને કારણે બીજી કઇ સ્વાસ્થ્ય સમસ્યાઓ થઇ શકે છે?

આ બધા વિષયો **"કેવી રીતે સુપરફૂડ્સ સાથે રોગ મુક્ત જીવવું"** માં વિગતવાર ચર્ચા કરવામાં આવશે. તમે એવા ખોરાક વિશે શીખી શકશો જે તમારી રોગપ્રતિકારક શક્તિ વધારે છે, એવા સુપરફૂડ્સ જે તમને રોગથી બચાવી શકે છે, એવા ખોરાક જે તમારા શરીરમાં બળતરા ઘટાડે છે, અને એવા ખોરાકના સંયોજનો જે એકસાથે ખાવાથી મહત્તમ સ્વાસ્થ્ય લાભ મળે છે. સ્વસ્થ આવતીકાલ માટે તૈયાર રહો!

નોંધ: મુખ્ય પ્રકરણો વાંચવાનું શરૂ કરતા પહેલા, કૃપા કરીને મહત્વપૂર્ણ શબ્દાવલિ વિભાગ વાંચો. આ તમને પુસ્તકમાં વપરાયેલા વૈજ્ઞાનિક અને તકનીકી શબ્દો સમજવામાં મદદ કરશે. જો તમને કોઇ પ્રકરણમાં વૈજ્ઞાનિક શબ્દ સમજાતો નથી, તો મહત્વપૂર્ણ શબ્દાવલિ વિભાગમાં તેનો અર્થ જુઓ.

1

રોગ નિવારણ અને નિયંત્રણમાં ફૂડ થેરાપીની ભૂમિકા

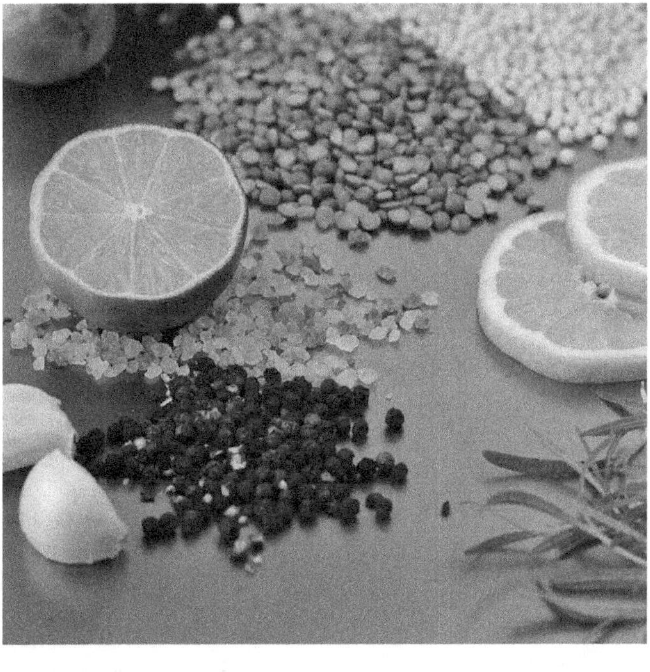

જો તમે પહેલી વાર તમારા બ્લડ સુગરનું પરીક્ષણ કરાવી રહ્યા છો અને પરિણામો હાઇ બ્લડ સુગર દર્શાવે છે, તો તમારા ડૉક્ટર શરૂઆતમાં દવા લખશે નહીં. તેના બદલે, તમારા ડૉક્ટર તમને આહાર અને

જીવનશૈલીમાં ફેરફાર કરીને તમારા બ્લડ સુગરને નિયંત્રિત કરવા માટે ત્રણ મહિનાનો સમય આપશે. જો તમારી બ્લડ સુગર હજુ પણ નિયંત્રિત ન થાય તો જ તમને હાઇ બ્લડ સુગરને નિયંત્રિત કરવા માટે દવા સૂચવવામાં આવશે.

શું તમે જાણો છો શા માટે? જ્યારે દવાઓ બીમારીની સારવાર કરે છે, ત્યારે તે ગંભીર વિઠ્દ્રવાલ સિમ્પ્ટમ્સ/આડઅસરો (મહત્વપૂર્ણ પરિભાષા વિભાગમાં તેનો અર્થ જુઓ.) પેદા કરી શકે છે. દવા જેટલી સ્ટ્રોંગ હશે, તેટલી જ ગંભીર આડઅસરો. આનો અર્થ એ નથી કે તમારે તમારા ડૉક્ટરને કહ્યા વિના દવા લેવાનું બંધ કરવું જોઇએ. તમારા ડૉક્ટરની સલાહ લીધા વિના ક્યારેય તમારી દવા લેવાનું બંધ ન કરો, કારણ કે કેટલીક દવાઓમાં ઉપાડની અસરો હોય છે જે અચાનક બંધ કરવામાં આવે તો તમારી સ્થિતિ વધુ ખરાબ થઇ શકે છે.

તો ઉકેલ શું છે? ઉકેલ સારા સંચાલનમાં રહેલો છે. જો તમને કોઇ રોગ વિશે સંપૂર્ણ જાણકારી હોય તો જ તમે તેને અટકાવી શકો છો અથવા તેનું સંચાલન કરી શકો છો. બધું તમારા હાથમાં છે; તમે તમારા જીવન અને તમારા રોગના કમાન્ડર છો. યોગ્ય પોષણ અને સ્વસ્થ જીવનશૈલી સાથે, તમે તમારી દવા અને સારવારનો સમય ઘટાડી શકો છો.

રોગ વ્યવસ્થાપનની વાત આવે ત્યારે ઘણી ખોટી માન્યતાઓ છે. ચાલો પહેલા આ ખોટી માન્યતાઓને દૂર કરીએ:

#1 ભૂલ

હું યંગ છું અને મને કોઇ બીમારી નથી, તેથી મારી પાસે ચિંતા કર્યા વિના જીવવા માટે પુષ્કળ સમય છે. હું ૫૦ વર્ષનો થઇશ ત્યારે રોગોની ચિંતા કરીશ. ત્યાં સુધી, હું માનું છું કે તમે ફક્ત એક જ વાર જીવો છો, તેથી જીવનને સંપૂર્ણ રીતે જીવો.

હકીકતમાં, તમે ફક્ત એક જ વાર મૃત્યુ પામો છો, પરંતુ તમે દરરોજ જીવો છો, તેથી દરેક દિવસને રોગમુક્ત બનાવો. 20 અને 40 ના દાયકા તમારા 50 ના દાયકામાં સ્વસ્થ અને સુખી જીવનની ચાવી છે. આ વર્ષો દરમિયાન તમે તમારા શરીર સાથે જે રીતે વર્તશો તેની અસર તમારા વૃદ્ધાવસ્થા પર પડશે. આ તમારા શરીર નિર્માણના વર્ષો છે. આ વર્ષો દરમિયાન શક્ય તેટલું સ્વસ્થ ખાઓ, અને તમારા 50 ના દાયકામાં ફાયદાઓ મેળવો. ધૂમ્રપાન, દારૂ અને અન્ય દવાઓથી દૂર રહો; તે તમારા સ્વાસ્થ્યને આંતરિક રીતે નુકસાન પહોંચાડે છે. તેમના નુકસાન તમારા 20 અને 30 ના દાયકા દરમિયાન દેખાતા ન હોય શકે, પરંતુ જ્યારે તમે તમારા 50 ના દાયકામાં પહોંચો છો, અથવા તો તમારા 40 ના દાયકામાં પણ પહોંચો છો ત્યારે તેમના ખતરનાક પરિણામો સ્પષ્ટ થાય છે. જંક ફૂડ ખાઓ, પરંતુ ફક્ત તમારા સ્વાદને સંતોષવા માટે, તમારા પેટને ભરવા માટે નહીં.

#2 ભૂલ

હું સ્વાસ્થ્ય પ્રત્યે ખૂબ જ સભાન વ્યક્તિ છું, અને મારું માનવું છે કે કુદરત પાસે બધા જ ઉકેલો છે. મને કોઇ રોગ હોવા છતાં, મને નથી લાગતું કે મને દવાની જરૂર છે. સ્વસ્થ આહાર અને સારી જીવનશૈલી દ્વારા હું કુદરતી રીતે મારી જાતને સાજી કરી શકું છું.

જો તમે કોઇ રોગથી પીડાતા હોવ, તો તેનો અર્થ એ છે કે અજાણતાં કંઇક નુકસાન થઇ ગયું છે. ધ્યાનમાં રાખો કે દવાઓ દુશ્મન નથી, તે ફક્ત કુદરતી ખોરાક નથી. દવાઓ પર આધાર રાખવો એ સારું નથી, અને જ્યારે તમારા શરીરને તેની જરૂર હોય ત્યારે તેનો સંપૂર્ણપણે ત્યાગ કરવો એ પણ સારું નથી. નિઃશંકપણે, સ્વસ્થ આહાર અને સ્વસ્થ જીવનશૈલી તમને ખૂબ ઝડપથી સ્વસ્થ થવામાં મદદ કરી શકે છે, પરંતુ કોઇપણ રોગની સારવાર માટે તમારે ચોક્કસપણે દવાની જરૂર છે. સ્વસ્થ ખોરાકથી, તમે તમારી જાતને ઝડપથી સાજા કરી શકો છો, અને કારણ કે તમારું શરીર વધુ ઝડપથી સ્વસ્થ થાય છે,

તેથી તમારે સામાન્ય કરતાં ટૂંકા ગાળાની સારવારની જરૂર પડી શકે છે, જેનો અર્થ છે કે ઓછી આડઅસરો.

#3 ભૂલ

ગઇ વખતે જ્યારે મને આ સમસ્યા આવી હતી, ત્યારે મારા ડૉક્ટરે કેટલીક દવા લખી આપી હતી. હવે જ્યારે હું ફરીથી એ જ સમસ્યાનો અનુભવ કરી રહ્યો છું, તો મારે એ જ દવા લઇ લેવી જોઇએ જે ડૉક્ટરે મને ગઇ વખતે લખી આપી હતી.

સ્વ-દવા ન લો. કોઇપણ બીમારી ફરીથી થવાના કિસ્સામાં, દવાઓ સમાન હોઇ શકે છે, પરંતુ અલગ અલગ માત્રામાં. તમારા પોતાના ડૉક્ટર હોવાનો ડોળ ન કરો. ડૉક્ટરની સલાહ લીધા વિના સ્વ-દવા લેવાથી ઓવરડોઝ થઇ શકે છે, જેના જીવલેણ પરિણામો આવી શકે છે. જ્યારે પણ તમને સારું ન લાગે ત્યારે તમારા ડૉક્ટરનો સંપર્ક કરો અને તેમને સીધા પૂછો કે જો એ જ લક્ષણો ફરી આવે તો એ જ દવાઓ ફરીથી લેવી સલામત છે કે નહીં. હંમેશા તમારા ડૉક્ટરને પૂછો કે તમારી બીમારીને નિયંત્રિત કરવા માટે તમારો આહાર કેવો હોવો જોઇએ. તમારા ફાર્માસિસ્ટને પૂછો કે શું એવી કોઇ વસ્તુઓ છે જે તમારે દવા લેતી વખતે ટાળવી જોઇએ.

#4 ભૂલ

હું બે મહિનાથી મારી બીમારી માટે દવા લઇ રહ્યો છું, અને મારી હાલતમાં સુધારો થયો છે. જોકે મારા ડૉક્ટરે મને ત્રણ મહિનાનો કોર્સ પૂર્ણ કરવાની સલાહ આપી હતી, પણ હવે મને સારું લાગે છે, તેથી મેં બે મહિના પછી દવા લેવાનું બંધ કરી દીધું છે.

આ ક્યારેય ભલામણ કરવામાં આવતી નથી. જ્યારે તમારા સ્વસ્થ આહાર અને જીવનશૈલીએ તમને અન્ય લોકો કરતા ઝડપથી સ્વસ્થ થવામાં મદદ કરી હશે, તો પણ તમારે તમારા ડૉક્ટરની સલાહ લીધા વિના ક્યારેય દવા લેવાનું બંધ ન કરવું જોઇએ. જો શરૂઆતની દવાથી

તમારા લક્ષણોમાં રાહત મળે, તો પણ તમારે રોગને સંપૂર્ણપણે મટાડવા માટે કોર્સ પૂર્ણ કરવો જ જોઇએ. નહિંતર, રોગ સાજો થયા પછી ફરી આવશે, અને ફરીથી થવું વધુ ગંભીર બનશે કારણ કે શરૂઆતના તબક્કામાં તેની સારવાર કરવામાં આવી ન હતી. કેટલીક દવાઓ અચાનક બંધ કરવાથી ઉપાડના લક્ષણો થઈ શકે છે અને સ્થિતિ વધુ ખરાબ થઈ શકે છે. તમારી દવા બંધ કરવાને બદલે, તમારે તમારા ડૉક્ટરને તમારા સુધારા વિશે જાણ કરવી જોઈએ. તમારા ડૉક્ટર ધીમે ધીમે તે જ દવાનો ડોઝ ઘટાડી શકે છે અને પહેલા કરતાં વહેલા કોર્સ પૂર્ણ કરી શકે છે, અથવા બીમારીના પ્રકાર અને તમારી સ્થિતિના આધારે તમને સંપૂર્ણ કોર્સ પૂર્ણ કરવાની સલાહ આપી શકે છે.

#5 ભૂલ

હું મારી બીમારી માટે દવા લઈ રહ્યો છું, અને તે તેનું કામ કરી રહી છે. તે મને સાજો કરશે, અને મને પોષણ કે બીજી કોઇ બાબત વિશે વધુ ચિંતા કરવાની જરૂર નથી.

કોઈપણ રોગના સંચાલનમાં આહાર અને જીવનશૈલી મહત્વપૂર્ણ ભૂમિકા ભજવે છે. જો તમારો આહાર અને જીવનશૈલી સ્વસ્થ ન હોય, તો નિયમિત દવા લેવા છતાં તમારી સ્થિતિ વધુ ખરાબ થઈ શકે છે. રોગપ્રતિકારક શક્તિ વધારતા ખોરાક તમારા શરીરને બીમારી સામે લડવા અને સાજા થવા માટે તૈયાર કરે છે. સ્વસ્થ જીવનશૈલી તમારા શરીર પરનો બોજ ઓછો કરે છે, જેનાથી તે બીમારીની સારવાર પર સંપૂર્ણ ધ્યાન કેન્દ્રિત કરી શકે છે.

#6 ભૂલ

ડાયાબિટીસ, હાઈ બ્લડ પ્રેશર અને આર્થ્રિટિસ જેવા કેટલાક રોગો ઉંમર સાથે કુદરતી રીતે આવે છે. તમે આ બીમારીઓથી બચી શકતા નથી. હું જાણું છું તે દરેક બીજા વ્યક્તિને આમાંથી એક હોય છે, તેથી મારી ઉંમરે તે ખૂબ સામાન્ય છે.

આ સામાન્ય લાગે છે, પણ વાસ્તવમાં એવું નથી. સૌથી મોટી માન્યતા એ છે કે અમુક રોગો ઉંમર સાથે કુદરતી રીતે આવે છે. ઉંમર વધવાની સાથે આપણું શરીર નબળું પડી જાય છે, પરંતુ આમાંના મોટાભાગના રોગો ખરાબ ખાવાની આદતો અને જીવનશૈલીનું પરિણામ છે. આ રોગોને તમારા જીવનનો ભાગ બનતા અટકાવવાનો અને સ્વસ્થ ખોરાક અને સ્વસ્થ જીવનશૈલીથી તમારા શરીરનું નિર્માણ કરવાનો સમય આવી ગયો છે જેથી આ રોગો તમને ક્યારેય સ્પર્શ ન કરે, અને જો તમને પહેલાથી જ છે, તો તેને નિયંત્રિત કરી શકાય.

રોગ વ્યવસ્થાપન (ડિસીઝ મેનેજમેન્ટ)

રોગ શું છે?

બીમારી એ તમારા શરીરની સામાન્ય રચના અથવા કાર્યમાં વિક્ષેપની સ્થિતિ છે. જ્યારે તમારા શરીરના સામાન્ય કાર્યમાં કંઇક ખોટું થાય છે, ત્યારે તમારું શરીર લક્ષણોના રૂપમાં સંકેત આપે છે કે અંદર કંઇક ખોટું છે. અહીંથી તમારી જવાબદારી શરૂ થાય છે. યોગ્ય દવા, સ્વસ્થ આહાર અને સ્વસ્થ જીવનશૈલી દ્વારા, તમે બીમારીને અટકાવી શકો છો અને તેની સારવાર કરી શકો છો.

બીમારી મુખ્યત્વે દવાઓ, આહાર અને જીવનશૈલીમાં ફેરફાર દ્વારા નિયંત્રિત થાય છે. ચાલો દરેકની ભૂમિકા સમજીએ.

દવાઓની ભૂમિકા

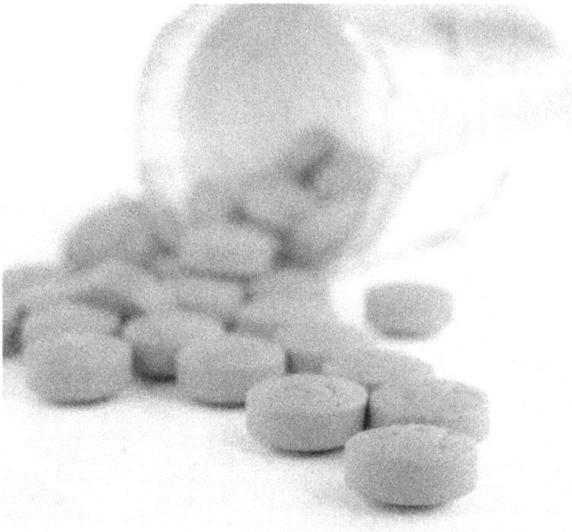

સારવારમાં દવાઓ મહત્વપૂર્ણ ભૂમિકા ભજવે છે. દવાઓ સામાન્ય રીતે ત્રણ રીતે કાર્ય કરે છે:

૧. દુખાવો, ઉબકા અને તાવ જેવા લક્ષણો ઘટાડવા માટે.

૨. રોગની સારવાર માટે.

૩. રોગની સારવાર માટે દવાઓના ઉપયોગથી થતી આડઅસર ઘટાડવા અથવા સારવાર કરવા માટે. ઉદાહરણ તરીકે, એન્ટાસિડ્સ સામાન્ય રીતે ઉચ્ચ ડોઝ દવાઓ સાથે આપવામાં આવે છે કારણ કે ઉચ્ચ ડોઝ દવાઓ શરીરમાં એસિડિટીનું કારણ બની શકે છે.

દરરોજ એક જ સમયે તમારી દવાઓ લેવી મહત્વપૂર્ણ છે. દવાઓને કામ કરવામાં સમય (ઓનસેટ ટાઇમ) લાગે છે. દરરોજ એક જ સમયે તમારી દવા લેવાથી ખાતરી થાય છે કે સારવાર દરમિયાન સક્રિય ઘટક શરીરમાં સમાનરૂપે ઉપલબ્ધ રહેશે

જીવનશૈલી પસંદગીઓની ભૂમિકા

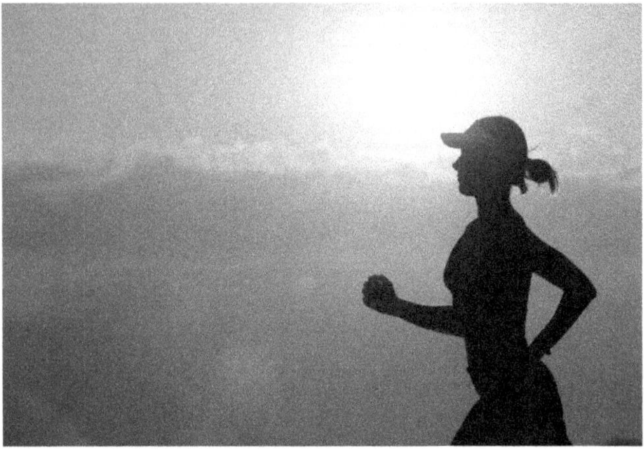

ખરાબ જીવનશૈલી પસંદગીઓ તમારા શરીર પર તાણ લાવે છે. સરળ શબ્દોમાં કહીએ તો, તે ઘણા રોગોનું કારણ છે. અપથ્ય જીવનશૈલી પસંદગીઓ તમારા શરીરને નબળું પાડે છે, તમારી રોગપ્રતિકારક શક્તિ ઘટાડે છે અને તમને ઘણી બીમારીઓ માટે સંવેદનશીલ બનાવે છે.

અપથ્ય જીવનશૈલી પસંદગીઓના ઉદાહરણો:

- તણાવ
- ધૂમ્રપાન
- દારૂ
- અપથ્ય ટેવો
- અપૂરતી ઊંઘ

જ્યારે ખરાબ જીવનશૈલીની પસંદગીઓની વાત આવે છે, ત્યારે ધૂમ્રપાન, દારૂ અને અપૂરતી ઊંઘ વિશે ઘણી ચર્ચા થાય છે, પરંતુ

આપણે ઘણીવાર તણાવ અને અપથ્ય ટેવો જેવી અન્ય ખરાબ જીવનશૈલીની પસંદગીઓને હળવાશથી લઇએ છીએ.

તણાવ ઘણા રોગોનું મુખ્ય કારણ છે. જ્યારે તમે તણાવમાં હોવ છો, ત્યારે તમારું શરીર કોર્ટિસોલ નામનું તણાવ હોર્મોન મુક્ત કરે છે, જેના કારણે તમારું હૃદય ઝડપથી પંપ કરે છે અને તમારું બ્લડ પ્રેશર વધે છે. તણાવપૂર્ણ ક્ષણ પસાર થયા પછી, તમારું શરીર ઓછું કોર્ટિસોલ મુક્ત કરે છે. તમારું હૃદય અને બ્લડ પ્રેશર સામાન્ય થઇ જાય છે. પરંતુ જો તમે સતત તણાવમાં રહો છો, તો તમારા શરીરમાં કોર્ટિસોલનું સતત ઊંચું સ્તર ઘણી સ્વાસ્થ્ય સમસ્યાઓનું કારણ બની શકે છે. દરરોજ ઓછામાં ઓછા બે કલાક પોતાના માટે કાઢો. આ સમય દરમિયાન, આરામ કરવા સિવાય બીજું કંઇ ન કરો. દિવસમાં ફક્ત બે કલાક તણાવમુક્ત રહેવાથી તમારા શરીરને તેના બધા કાર્યો અને સિસ્ટમોને સામાન્ય બનાવવા માટે પૂરતો સમય મળે છે.

ખાવા પહેલાં અને શૌચાલયનો ઉપયોગ કર્યા પછી હાથ ન ધોવા, અને ખુલ્લા ઘાને સ્પર્શ કરવા જેવી અસ્વચ્છ આદતો, જંતુઓને શરીરમાં પ્રવેશવા દે છે. પરિણામે, તમારી રોગપ્રતિકારક શક્તિ આ જંતુઓ સામે લડવામાં વ્યસ્ત રહે છે, અને સમય જતાં, તે નબળી પડે છે. જ્યારે તમારી રોગપ્રતિકારક શક્તિ નબળી પડે છે, ત્યારે તે તમને મોટી અને ગંભીર બીમારીઓથી બચાવી શકતી નથી. તેથી, તમારી રોગપ્રતિકારક શક્તિ પર ભાર ન આપો. પર્યાવરણમાં પહેલેથી જ એટલું બધું પ્રદૂષણ છે કે તમારી રોગપ્રતિકારક શક્તિ દરરોજ લડે છે, તેથી તેને વધુ ભાર ન આપો. સારી સ્વચ્છતા જાળવો અને તમારી રોગપ્રતિકારક શક્તિને સ્વસ્થ રાખો. જ્યારે પણ તમે બહારથી અંદર આવો છો, ત્યારે પહેલા તમારા હાથ સાબુથી ધોઇ લો. આ આદત તમને ઘણા રોગોથી બચાવશે. ઉપરાંત, "5-સેકન્ડનો નિયમ" એક દંતકથા છે. ફ્લોર સાથે થોડો સંપર્ક પણ તમારા ખોરાકને પાંચ સેકન્ડથી ઓછા સમયમાં ઇ. કોલાઇ, સાલ્મોનેલ્લા અને અન્ય બેક્ટેરિયાથી દૂષિત કરી શકે છે.

રોગોથી દૂર રહેવા માટે તમારું ધ્યાન કયું હોવું જોઇએ?

જો તમે તમારી રોગપ્રતિકારક શક્તિ અને પાચન તંત્ર ને સ્વસ્થ રાખો છો, તો તમે ઘણા રોગોનું જોખમ નોંધપાત્ર રીતે ઘટાડી શકો છો.

રોગપ્રતિકારક શક્તિ ને નબળી પાડતી જીવનશૈલીની પસંદગીઓ ટાળો, જેમ કે

- તણાવમાં રહેવું
- ધૂમ્રપાન
- દારૂ નું વ્યસન
- ડ્રગનો ઉપયોગ

રોગપ્રતિકારક શક્તિ વધારતી જીવનશૈલી અપનાવો

- ૭-૮ કલાકની ઊંઘ
- વારંવાર હાથ ધોવા
- સવારે સૂર્યસ્નાન કરવું
- યોગ
- લંચ અને ડિનર પછી ચાલવું

તમારી રોગપ્રતિકારક શક્તિ નબળી પાડે તેવા ખોરાકથી દૂર રહો

- ટ્રાન્સ ફૈટ
- પ્રોસેસ્ડ ખોરાક
- પેકેજ્ડ ખોરાક

- રિફાઇન્ડ કાર્બોહાઇડ્રેટ્સ
- ખાંડ નું પ્રમાણ વધુ હોય તેવા ખોરાક

તમારા આહારમાં રોગપ્રતિકારક શક્તિ વધારતા ખોરાકનો સમાવેશ કરો

- વિટામિન સીથી ભરપૂર ખોરાક
- ઝીંકથી ભરપૂર ખોરાક
- બળતરા વિરોધી ગુણધર્મો ધરાવતા ખોરાક

આહાર ની ભૂમિકા

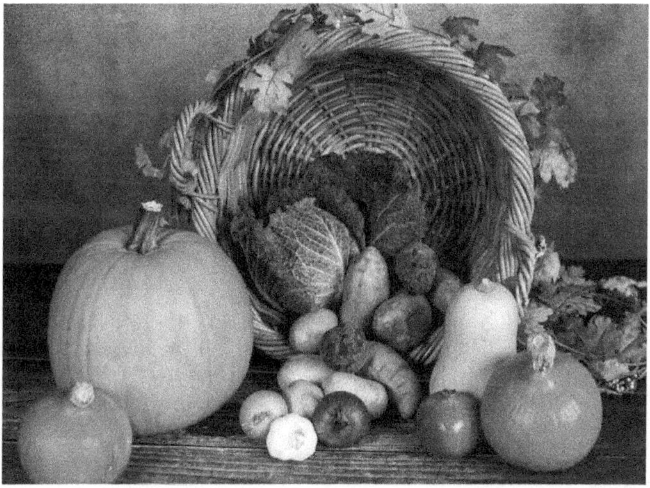

રોગ વ્યવસ્થાપનના દરેક તબક્કામાં આહાર મહત્વપૂર્ણ ભૂમિકા ભજવે છે, જેમ કે:

1. રોગ અટકાવવા માટે.

2. ઉપચારનો સમયગાળો ટૂંકો કરવા માટે..

3. રોગને નિયંત્રિત કરવા માટે.

4. રોગ ના પુનરાવર્તનને રોકવા માટે.

શરીર કુદરતનું ઉત્પાદન છે, અને તમારા શરીરને ભોજન જેવી કુદરતી વસ્તુઓ ગમે છે. છોડ આધારિત સ્વસ્થ ખોરાક વિવિધ રોગો અને સ્વયંપ્રતિરક્ષા વિકૃતિઓને અટકાવી શકે છે અને તમારા શરીરને કોઈપણ બીમારી સામે લડવા માટે પૂરતું મજબૂત બનાવવામાં મદદ કરે છે. છોડ આધારિત સ્વસ્થ ખોરાક તમારા શરીરને સ્વસ્થ બનાવે છે, દવાઓ પરની તમારી નિર્ભરતા ઘટાડે છે અને તમારા જીવનમાં રોગમુક્ત વર્ષો ઉમેરે છે.

ફૂડ થેરાપી શા માટે શ્રેષ્ઠ ઉપચાર છે?

મોટાભાગની દવાઓ અંતર્ગત રોગને લક્ષ્ય બનાવે છે, જ્યારે ખોરાક અંતર્ગત કારણને લક્ષ્ય બનાવે છે અને તમારા શરીરના કુદરતી સંરક્ષણને મજબૂત બનાવે છે. વધુમાં, ખોરાકની કોઈ આડઅસર થતી નથી. એક સરળ નિયમ એ છે કે તમારા આહાર માં બધા રંગો ના શાકભાજી અને ફળો નો સમાવેશ કરો; આ તમને અસંખ્ય રોગો થી બચાવશે. બચાવશે.

આપણે ફાસ્ટ ફૂડ જેવા અપથ્ય ખોરાક ટાળવામાં એટલા વ્યસ્ત છીએ કે તે ખૂબ જ તણાવપૂર્ણ બની ગયું છે. તમે જેટલું તેમને ટાળવાનો પ્રયાસ કરો છો, તેટલું જ તમે તેમની ઇચ્છા કરો છો. જો તમે અપથ્ય ખોરાક ટાળો છો પરંતુ તમારા આહારમાં આવશ્યક પોષક તત્વો નો અભાવ હોય છે, તો ફક્ત અપથ્ય ખોરાક ટાળવાથી વધુ સ્વાસ્થ્ય

લાભ થશે નહીં. સ્વસ્થ રહેવા માટે, તમારા આહારમાં સ્વસ્થ ખોરાકનો સમાવેશ કરવો એ ફક્ત અપથ્ય ખોરાક ટાળવા કરતાં વધુ મહત્વપૂર્ણ છે. તમારે શું ખાવું જોઇએ તેના પર ધ્યાન કેન્દ્રિત કરવાનો સમય છે, શું ન ખાવું જોઇએ તેના પર નહીં. ફક્ત વજન ઘટાડવા માટે તમારા આહારમાં ફેરફાર ન કરો; તેના બદલે, સ્વસ્થ અને રોગમુક્ત જીવન માટે તમારા આહારને સંતુલિત કરો.

2

રોગમુક્ત રહેવા માટે તમારે દરરોજ ખાવા જોઈએ તેવા 10 સુપરફૂડ્સ

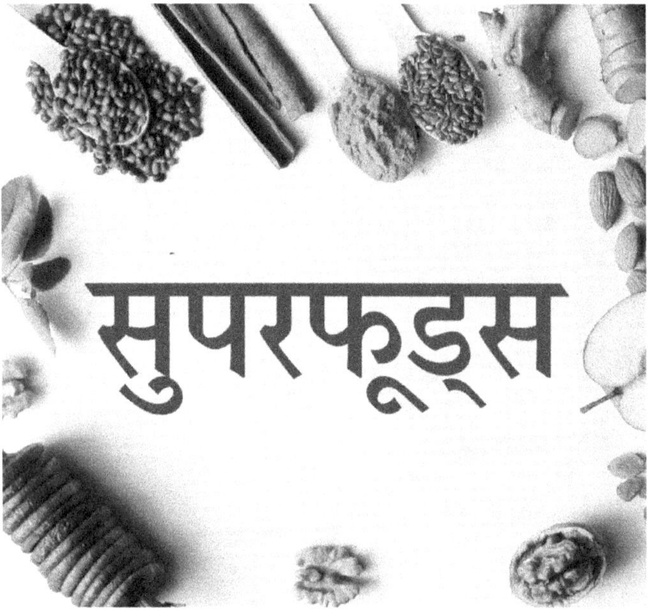

સ્વસ્થ આહાર તમને ઘણા રોગોથી બચાવી શકે છે અને કોઈપણ રોગની સ્થિતિ સુધારી શકે છે. સુપરફૂડ એવા ખોરાક છે જે પોષક તત્વોથી ભરપૂર હોય છે. કોઈપણ ખોરાકને સુપરફૂડ ગણવામાં આવે

છે જ્યારે તેનું નિયમિત સેવન તમને એક સમયે માત્ર એક જ નહીં પરંતુ અનેક રોગોથી બચાવી શકે છે. ફક્ત સુપરફૂડ્સ ખાવાથી અને અન્ય ખોરાક ટાળવાથી રોગમુક્ત જીવનની ખાતરી મળતી નથી. જો કે, દરરોજ સુપરફૂડ્સ ખાવાથી રોગો થવાનું જોખમ ઘણી વખત ઓછું થાય છે. આનું કારણ એ છે કે સુપરફૂડ્સમાં સક્રિય રાસાયણિક સંયોજનો હોય છે જે શરીરમાં એન્ટીઑક્સિડન્ટ અને બળતરા વિરોધી અસરો ધરાવે છે. તેઓ મુક્ત રેડિકલનો નાશ કરીને અને ઓક્સિડેટીવ તણાવ (મહત્વપૂર્ણ પરિભાષા વિભાગમાં મુક્ત રેડિકલ, ઓક્સિડેટીવ તણાવ અને બળતરાનો અર્થ જુઓ) ને અટકાવીને શરીરમાં બળતરા ઘટાડે છે. ઓક્સિડેટીવ તણાવ અને બળતરા કેન્સર, આર્થરાઇટિસ, ડાયાબિટીસ અને અન્ય ઘણા ક્રોનિક રોગોના મુખ્ય કારણો છે. દરરોજ સુપરફૂડ્સ ખાવાથી તમને આ રોગોથી બચવામાં મદદ મળી શકે છે.

સુપરફૂડ્સને એવી દવાઓ તરીકે ન જુઓ જેની તમને ફક્ત તમારી સ્થિતિ સુધરે ત્યાં સુધી જરૂર હોય છે. તેમને જીવનભરના મિત્રો તરીકે જુઓ; તેઓ તમારા શુભેચ્છકો છે, તેથી તમારે જીવનભર તેમની સાથે રહેવું જોઇએ. હું તમારા દૈનિક આહારમાં શામેલ કરવા માટેના ટોચના સુપરફૂડ્સની યાદી આપી રહ્યો છું. વધુમાં, રોગમુક્ત રહેવા માટે, તમારે પ્રોસેસ્ડ ફૂડ્સ, પેકેજ્ડ ફૂડ્સ, તળેલા ખોરાક, મીઠું અને અન્ય જાણીતા સ્વાસ્થ્યને નુકસાન પહોંચાડતા પદાર્થોથી દૂર રહેવું જોઇએ. અહીં એવા સુપરફૂડ્સ છે જે ઔષધીય ગુણધર્મો ધરાવે છે અને દવાઓ પરની તમારી નિર્ભરતા ઘટાડી શકે છે. ચાલો આપણા આજીવન ખોરાક મિત્રોને મળીએ:

હળદર

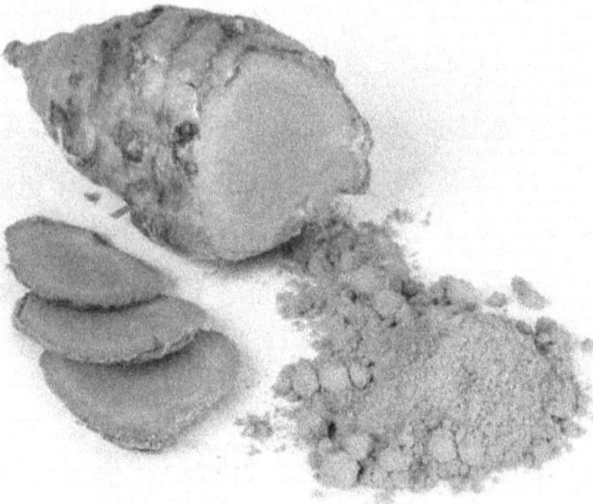

હળદર સુપરફૂડ્સની યાદીમાં ટોચ પર છે. હળદરમાં વૈજ્ઞાનિક રીતે સાબિત થયેલા સ્વાસ્થ્ય લાભો છે, જે તેના સક્રિય ઘટક કર્ક્યુમિનને કારણે છે. કર્ક્યુમિન હળદરને તેનો તેજસ્વી પીળો રંગ આપે છે અને તેમાં અસંખ્ય ઔષધીય ગુણધર્મો છે. તે એક શક્તિશાળી બળતરા વિરોધી, એન્ટીઑકિસડન્ટ, એન્ટિબેક્ટેરિયલ, એન્ટિવાયરલ અને એન્ટિફંગલ એજન્ટ છે. આ ગુણધર્મો તમારા શરીરને અંદરથી મજબૂત રાખવામાં મહત્વપૂર્ણ ભૂમિકા ભજવે છે અને તમને મોટાભાગના રોગોથી બચાવી શકે છે.

બળતરા શરીર માટે સારી છે કારણ કે તે ઇજાઓને મટાડવામાં અથવા ચેપ સામે લડવામાં મદદ કરે છે, પરંતુ આપણી વર્તમાન ખાવાની આદતો અને જીવનશૈલી શરીરમાં ખતરનાક સ્તરની બળતરાનું કારણ બની રહી છે. ક્રોનિક બળતરા લગભગ દરેક રોગમાં ફાળો આપનાર પરિબળ છે, જેમાં આર્થરાઇટિસ, હૃદય રોગ, અલ્ઝાઇમર રોગ, ડિપ્રેશન, કેન્સર અને અન્ય ડિજનરેટિવ સ્થિતિઓનો સમાવેશ થાય છે. કર્ક્યુમિનમાં શક્તિશાળી બળતરા વિરોધી ગુણધર્મો છે જે તમને ઘણા રોગોથી બચાવે છે. મગજમાંથી મેળવેલા ન્યુરોટ્રોફિક પરિબળ (BDNF) નું નીચું સ્તર અલ્ઝાઇમર અને ડિપ્રેશન સાથે જોડાયેલું છે.

હળદર BDNF સ્તર વધારે છે અને ડિપ્રેશન અને અલ્ઝાઇમર રોગને રોકવા અને સારવારમાં ખૂબ અસરકારક છે.

હળદર ગાંઠ કોષોના વિકાસને અટકાવીને પ્રોસ્ટેટ, સ્તન, કોલોરેક્ટલ અને સ્વાદુપિંડના કેન્સર સહિત વિવિધ પ્રકારના કેન્સરને રોકવા અને નિયંત્રિત કરવામાં મદદ કરે છે.

તેના એન્ટીબેક્ટેરિયલ અને એન્ટિવાયરલ ગુણધર્મોને કારણે, કર્ક્યુમિન ચેપ અને હર્પીસ અને વાયરલ ફ્લૂ સહિત વિવિધ પ્રકારના વાયરસ સામે લડવામાં મદદ કરી શકે છે. તેથી, આગલી વખતે જ્યારે તમને વાયરલ તાવ આવે, ત્યારે દૂધમાં એક ચમચી હળદર પાવડર ઉમેરો, તેને બે મિનિટ માટે ઉકાળો, અને સૂતા પહેલા પીવો. તે તમને ઝડપથી સ્વસ્થ થવામાં મદદ કરશે.

હળદર કોષોને મુક્ત રેડિકલથી થતા નુકસાનથી રક્ષણ આપે છે. વધુ પડતી ખાંડ, સંતૃપ્ત ચરબીવાળા ખોરાક અને સિગારેટ પીવા અને દારૂ પીવા જેવી ખરાબ જીવનશૈલીના વિકલ્પો મુક્ત રેડિકલના નિર્માણમાં ફાળો આપે છે જે પેશીઓને નુકસાન પહોંચાડે છે. મુક્ત રેડિકલ ઓક્સિડેશન પ્રક્રિયા દ્વારા તેમના ઇલેક્ટ્રોનને ડીએનએ, પ્રોટીન અને કોષ પટલ સાથે જોડીને કોષોને નુકસાન પહોંચાડે છે. મુક્ત રેડિકલ વૃદ્ધત્વ અને અન્ય સ્વાસ્થ્ય ગૂંચવણો માટે જવાબદાર છે.

હળદર પોલીફેનોલ્સ (મહત્વપૂર્ણ પરિભાષા વિભાગમાં અર્થ જુઓ), ફ્લેવોનોઇડ્સ, ટેનીન અને એસ્કોર્બિક એસિડથી સમૃદ્ધ છે, જે બધા કુદરતી એન્ટીઑકિસડન્ટ છે અને કોષોને મુક્ત રેડિકલથી થતા નુકસાનથી રક્ષણ આપે છે.

હળદર નું સેવન કેવી રીતે કરવું?

શિયાળાની ઋતુમાં તાજી હળદરનું સેવન કરો. તેને છીણી લો અને સવારની ચામાં ઉમેરો. અન્ય ઋતુઓમાં, રસોઈમાં હળદર પાવડરનો ઉપયોગ કરો અને સૂતા પહેલા ગરમ હળદરવાળું દૂધ પીવો. હળદર

ગરમ સ્વભાવની હોય છે, તેથી ઉનાળા દરમિયાન તેનું વધુ પડતું સેવન કરવાનું ટાળો, કારણ કે તેનાથી મોઢામાં ચાંદા પડી શકે છે.

હળદર કોણે ન ખાવી જોઇએ?

કોઇપણ વ્યક્તિ તેનું સેવન કરી શકે છે. હળદર સાથે કાળા મરી ખાવાથી શરીરમાં કર્ક્યુમિનનું શોષણ વધે છે. જો કે, જો તમે વોરફેરિન જેવી લોહી પાતળું કરતી દવાઓ લઇ રહ્યા છો, તો તમારે હળદરનું સેવન મર્યાદિત કરવું જોઇએ કારણ કે, વોરફેરિનની જેમ, હળદર પણ લોહીને શુદ્ધ અને પાતળું કરે છે.

મારે દિવસમાં કેટલી હળદર ખાવી જોઇએ?

તમારે દરરોજ 500 મિલિગ્રામ-1000 મિલિગ્રામ કર્ક્યુમિન લેવાનું લક્ષ્ય રાખવું જોઇએ, જે એક ચમચી તાજી પીસેલી હળદર અથવા એક ચમચી હળદર પાવડર જેટલું છે. હળદરના પૂરક ટાળો; તેના બદલે તાજી અથવા પાવડરવાળી હળદરનો ઉપયોગ કરો.

મેથી

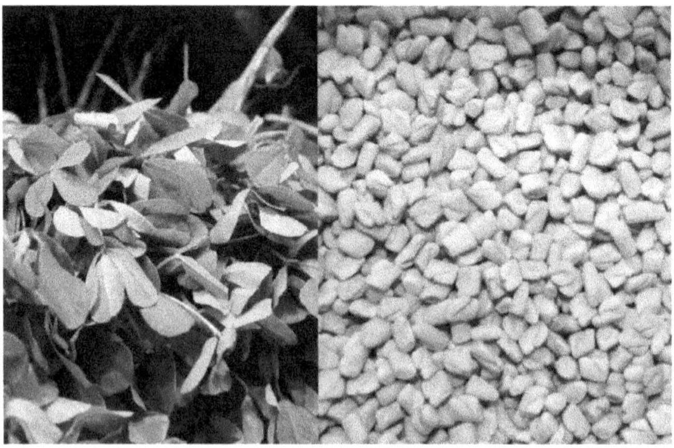

મેથીના પાન અને બીજમાં પોષક તત્વોની વિશાળ શ્રેણી હોય છે જે અસંખ્ય સ્વાસ્થ્ય લાભો પૂરા પાડે છે. તે આયર્ન, વિટામિન્સ, બાયોટિન, કોલીન, ફ્લેવોનોઇડ્સ અને ફાઇબરથી ભરપૂર હોય છે. મેથીના દાણામાં ફ્લેવોનોઇડ્સનું પ્રમાણ વધુ હોવાથી તે એન્ટીઑકિસડન્ટ તરીકે કામ કરે છે અને દુખાવો અને બળતરા ઘટાડીને આર્થરાઇટિસ માં સુધારો કરે છે. મેથીના પાન અને બીજમાં દ્રાવ્ય ફાઇબર વધુ હોય છે, જે બ્લડ સુગર અને કોલેસ્ટ્રોલનું સ્તર ઘટાડવામાં મદદ કરે છે. મેથીમાં રહેલું ફાઇબર કાર્બોહાઇડ્રેટ્સનું પાચન અને શોષણ ધીમું કરે છે, જેનાથી તે ડાયાબિટીસને નિયંત્રિત કરવામાં ખૂબ અસરકારક બને છે. હાઇ બ્લડ કોલેસ્ટ્રોલનું સ્તર હૃદય રોગનું જોખમ વધારે છે. મેથીમાં રહેલું દ્રાવ્ય ફાઇબર કોલેસ્ટ્રોલના કણો સાથે જોડાય છે અને તેમને શરીરમાંથી દૂર કરે છે, જેનાથી કોલેસ્ટ્રોલનું સ્તર ઓછું થાય છે અને બ્લડ પ્રેશર ઓછું થાય છે. આ હૃદયની ગૂંચવણોનું જોખમ ઘટાડે છે અને હૃદયના સ્વાસ્થ્યમાં સુધારો કરે છે. વધુમાં, મેથી વાળ ખરવા, પુરુષ નપુંસકતા અને અન્ય પ્રકારની જાતીય તકલીફોની સારવારમાં અસરકારક છે.

દિવસમાં કેટલી મેથી ખાવી જોઇએ?

પરિણામો જોવા માટે છ મહિના સુધી દિવસમાં એક ચમચી મેથીના દાણાનું સેવન કરો. શિયાળાની ઋતુમાં દરરોજ અથવા દર બીજા દિવસે તાજા મેથીના પાન ખાઓ.

મેથી ખાવા ની શ્રેષ્ઠ રીત કઇ છે?

એક ચમચી મેથીના દાણાને એક ગ્લાસ પાણીમાં રાતભર પલાળી રાખો. બીજા દિવસે સવારે, મેથીના દાણા ચાવીને તેને પલાળેલા મેથીના પાણી સાથે ગળી લો. તાજા મેથીના પાનથી સલાડ બનાવો અથવા તેને સરસવના તેલમાં રાંધો અને સ્વાદ વધારવા માટે લસણ ઉમેરો.

કોણે મેથી ટાળવી જોઇએ?

જો તમે ડાયાબિટીસ અથવા હાઈ બ્લડ પ્રેશર માટે દવા લઈ રહ્યા છો, તો તમારા ડૉક્ટર અને ફાર્માસિસ્ટની સલાહ લીધા વિના મોટી માત્રામાં મેથી લેવાનું શરૂ કરશો નહીં. મેથી તમારી ડાયાબિટીસ અને બ્લડ પ્રેશરની દવાઓની જેમ જ કામ કરે છે. તેથી, બંને લેવાથી તમારા બ્લડ સુગર અને બ્લડ પ્રેશરનું સ્તર સલામત મર્યાદાથી નીચે આવી શકે છે, જેના માટે તમારી દવાના ડોઝમાં ફેરફારની જરૂર પડી શકે છે.

અળસી (ફ્લેક્સ સીડ્સ)

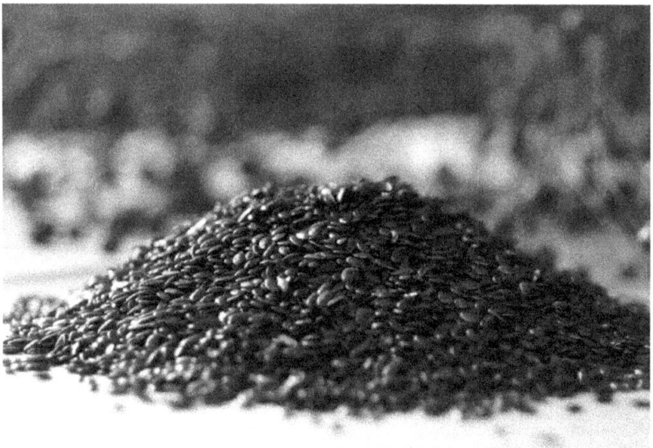

અળસી કદાચ બધા બીજમાં સૌથી આરોગ્યપ્રદ હોય છે. તેમને સુપરફૂડ તરીકે પ્રતિષ્ઠા મળી છે કારણ કે તેમાં કેન્સર સામે લડતા પોલિફેનોલ્સ લિગ્નાન્સ, ઓમેગા-3 ચરબી જેને આલ્ફા-લિનોલેનિક એસિડ (ALA) કહેવાય છે અને ફાઇબર હોય છે. અળસી માં અન્ય કોઇપણ વનસ્પતિ ખોરાક કરતાં લગભગ 100 ગણા વધુ લિગ્નાન્સ હોય છે, જે સ્તન કેન્સર, કોલોન કેન્સર અને પ્રોસ્ટેટ કેન્સર સામે રક્ષણ આપવામાં મદદ કરે છે. તેઓ ઓમેગા-3 ફૈટ (આલ્ફા-

લિનોલેનિક એસિડ (ALA) ના શ્રેષ્ઠ સ્રોતોમાંના એક છે. ઓમેગા-3 માં વધુ માત્રા હોવાથી, તેઓ તેમની બળતરા વિરોધી ક્રિયા દ્વારા હૃદય રોગ, સ્ટ્રોક અને ડાયાબિટીસનું જોખમ ઘટાડવામાં મદદ કરે છે. ઓમેગા-3 ફેટી એસિડ (આલ્ફા-લિનોલેનિક એસિડ), લિગ્નાન્સ સાથે, શરીરમાં પ્રો-ઇન્ફ્લેમેટરી એજન્ટો (બળતરાનું કારણ બને છે) ના પ્રકાશનને અટકાવે છે અને બળતરા ઘટાડે છે. શણના બીજના કેન્સર વિરોધી ગુણધર્મો તેમાં હાજર લિગ્નાન્સને કારણે છે જે હોર્મોન ચયાપચયમાં સામેલ ઉત્સેચકોને અટકાવીને કેન્સર કોષોના વિકાસ અને ફેલાવાને દબાવી દે છે.

મારે દરરોજ કેટલું અળસી ખાવું જોઇએ?

દિવસમાં એક ચમચી (૧૦-૧૫ ગ્રામ) અળસી.

અળસી નું ખાવાની શ્રેષ્ઠ રીત કઇ છે?

તેમને સૂકા શેકીને પીસી લો. તમારા રોટલીના લોટમાં વાટેલા અળસી ઉમેરો.

કોણે અળસી નું ટાળવું જોઇએ?

આજ સુધી કોઇ આડઅસર નોંધાઇ નથી, તેથી અળસીનું સેવન દરેક માટે સલામત છે. યાદ રાખો, સંયમ એ સ્વાસ્થ્યની ચાવી છે. ખૂબ ઓછા પાણી સાથે અળસીનું સેવન કરવાથી કબજિયાત વધી શકે છે અને આંતરડામાં અવરોધ પેદા થઇ શકે છે, તેથી પુષ્કળ પાણી સાથે અળસીનું સેવન કરો.

શક્કરિયા

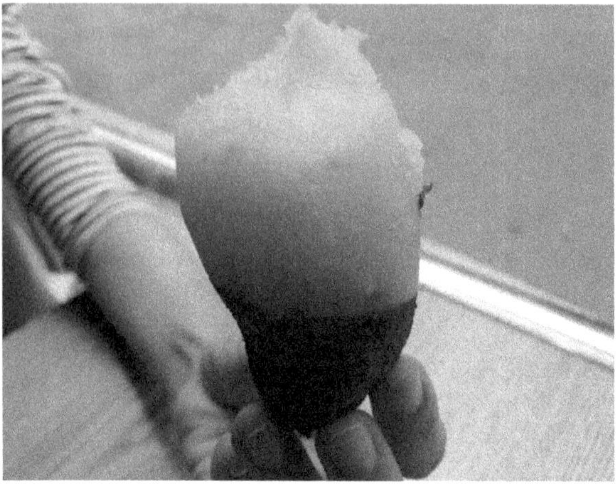

શક્કરિયા બીટા કેરોટીનના શ્રેષ્ઠ સ્ત્રોતોમાંનો એક છે. બીટા કેરોટીન શરીરમાં વિટામિન A માં રૂપાંતરિત થાય છે અને રોગપ્રતિકારક શક્તિ વધારે છે, સાથે સાથે આંખના સ્વાસ્થ્યને પણ પ્રોત્સાહન આપે છે. બીટા કેરોટીન એક શક્તિશાળી એન્ટીઑક્સિડન્ટ તરીકે કાર્ય કરે છે, કોષોને થતા નુકસાનને ઘટાડે છે અને કેન્સર સાથે જોડાયેલા મુક્ત રેડિકલથી થતા નુકસાનને અટકાવે છે. શક્કરિયામાં ઉચ્ચ ફાઇબર સામગ્રી કબજિયાતમાં રાહત આપે છે અને પાચન સ્વાસ્થ્યને પ્રોત્સાહન આપે છે. તેમાં રહેલા એન્થોસાયનિન રંગદ્રવ્યો (ખાસ કરીને જાંબલી રંગના શક્કરિયામાં) શરીરમાં બળતરા અટકાવવા અને ઘટાડવામાં મદદ કરે છે.

શક્કરિયામાં મેગ્નેશિયમ અને પોટેશિયમ ભરપૂર માત્રામાં હોય છે, જે બંને બ્લડ પ્રેશર ઘટાડવા અને હૃદય રોગનું જોખમ ઘટાડવા માટે જરૂરી છે.

શક્કરિયામાં ફાઇબર અને મેગ્નેશિયમનું પ્રમાણ વધુ હોવાથી ડાયાબિટીસનું જોખમ ઘટી શકે છે. વધુમાં, શક્કરિયા ખાવાથી બ્લડ

સુગર લેવલ નિયંત્રિત થાય છે, ખાસ કરીને ડાયાબિટીસ ધરાવતા લોકોમાં, કારણ કે તેમાં રહેલા અદ્રાવ્ય ફાઇબર ઇન્સ્યુલિન સંવેદનશીલતામાં સુધારો કરે છે. અન્ય સ્ટાર્ચયુક્ત ખોરાકથી વિપરીત, શક્કરિયા ગ્લાયકેમિક ઇન્ડેક્સ (GI) સ્કેલ પર ઓછા હોય છે, જેનો અર્થ છે કે તેઓ લોહીમાં ખાંડ ધીમે ધીમે અને સ્થિર રીતે મુક્ત કરે છે, જે બ્લડ સુગર લેવલને નિયંત્રિત કરવામાં મદદ કરે છે.

દિવસમાં કેટલા શક્કરિયા ખાવા જોઇએ?

દિવસમાં એક મધ્યમ શક્કરિયા તમારા વિટામિન એ ના ભલામણ કરેલ દૈનિક સેવનને પૂર્ણ કરવા માટે પૂરતું છે.

શક્કરિયા રાંધવાની શ્રેષ્ઠ રીત કઇ છે?

શક્કરિયામાંથી સૌથી વધુ પોષણ મેળવવા માટે, તેમને છોલી ન નાખો; રાંધતા પહેલા તેમને સારી રીતે ધોઇ લો. તેમને બાફી, ઉકાળી અથવા બેક કરી શકાય છે. બાફેલા અથવા ઉકાળીને બનાવેલા શક્કરિયા બેક કરેલા શક્કરિયા કરતાં વધુ સ્વસ્થ હોય છે કારણ કે બેક કરવાથી શક્કરિયાની શર્કરા બહાર નીકળી જાય છે, જેના કારણે બ્લડ સુગરનું સ્તર વધી શકે છે.

શક્કરિયા કોણે ટાળવા જોઇએ?

જે લોકોને કિડનીમાં પથરી હોય અથવા તે થવાનું જોખમ હોય, અથવા જેઓ ડાયાલિસિસ પર હોય, તેમણે શક્કરિયાનું સેવન મર્યાદિત કરવું જોઇએ. કારણ કે શક્કરિયામાં પોટેશિયમનું પ્રમાણ વધુ હોય છે. જ્યારે તમને કિડનીની બીમારી હોય, ત્યારે તમારી કિડની વધારાનું પોટેશિયમ દૂર કરી શકતી નથી, જેનાથી તમારા લોહીમાં વધુ પડતું પોટેશિયમ રહે છે, જે હાનિકારક છે.

ગાય નું દૂધ

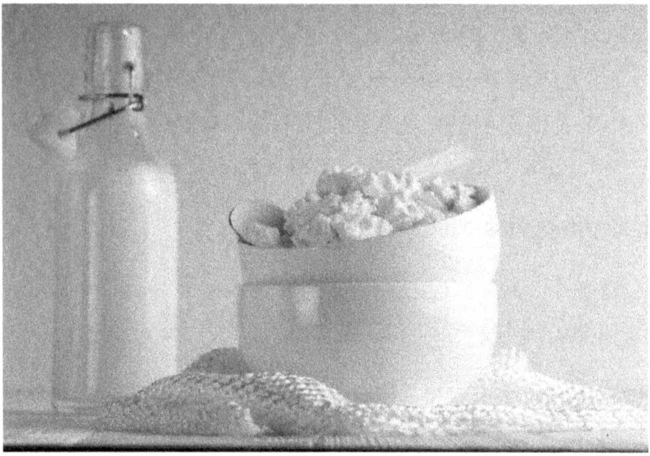

ગાયનું દૂધ એક સંપૂર્ણ ખોરાક છે, એટલે કે તેમાં તમારા શરીરને સ્વસ્થ જીવન માટે જરૂરી બધા પોષક તત્વો હોય છે. ગાયનું દૂધ પ્રોટીન, કેલ્શિયમ, પોટેશિયમ, વિટામિન એ, વિટામિન બી અને ફોસ્ફરસથી ભરપૂર હોય છે. જ્યારે તમને ભૂખ લાગે, ત્યારે એક ગ્લાસ ગાયનું દૂધ પીવો; તે તમને આગામી 2-3 કલાક માટે ઉર્જા આપવા માટે પૂરતું છે.

ચાલો જોઇએ કે દૂધ તમારા સ્વાસ્થ્ય માટે આટલું સારું કેમ છે:

પ્રોટીન એ એમિનો એસિડ સંયોજનોના મિશ્રણથી બનેલું છે. તમારા શરીરને સામાન્ય કામગીરી જાળવવા માટે ખોરાક દ્વારા નવ આવશ્યક એમિનો એસિડ મળવાની જરૂર હોય છે. બધા પ્રોટીન સ્ત્રોતોને ઉચ્ચ-ગુણવત્તા વાળા સંપૂર્ણ પ્રોટીન માનવા માં આવતા નથી કારણ કે બધા પ્રોટીનયુક્ત ખોરાક માં બધા નવ આવશ્યક એમિનો એસિડ હોતા નથી. દૂધ કેસીન (80%) અને વ્હેય (20%) પ્રોટીનનો સારો સ્ત્રોત છે. બંનેને સંપૂર્ણ પ્રોટીન માનવામાં આવે છે કારણ કે તેમાં બધા નવ

આવશ્યક એમિનો એસિડ હોય છે, જે સારા સ્વાસ્થ્ય જાળવવા માટે જરૂરી છે.

દૂધ કેલ્શિયમનો ઉત્તમ સ્રોત છે, જે સ્વસ્થ હાડકાં અને દાંત બનાવવા અને હાડકાના જથ્થાને જાળવવા માટે જરૂરી છે. દૂધમાં વિટામિન ડી ની હાજરી શરીરમાં કેલ્શિયમ શોષણ વધારે છે. કેલ્શિયમ વિટામિન ડી સાથે મળીને ઓસ્ટીયોપોરોસિસ સામે રક્ષણ આપે છે.

દૂધમાં રહેલું મેગ્નેશિયમ અને પોટેશિયમ કિડની અને હૃદયના કાર્યને જાળવવામાં મદદ કરે છે અને હાઇ બ્લડ પ્રેશર અને હૃદય રોગને અટકાવે છે.

દૂધ એક સંપૂર્ણ પેકેજ છે; તમે એક અનુકૂળ સ્રોતમાંથી બધા જરૂરી પોષક તત્વો મેળવી શકો છો. જો તમે વેગન બનવાનું વિચારી રહ્યા છો, તો ધ્યાનમાં રાખો કે કોઇપણ એક શાકાહારી ખોરાક સ્રોતમાં દૂધમાં રહેલા બધા પોષક તત્વો શોધવા મુશ્કેલ છે. મોટાભાગના વેગન સ્રોતો ફોર્ટિફાઇડ હોય છે, એટલે કે તેમાં વધારાના પોષક તત્વો ઉમેરવામાં આવે છે, અને આ પોષક તત્વો તેમાં કુદરતી રીતે હાજર નથી, તેથી તે કુદરતી સ્રોત નથી. વધુમાં, જ્યારે તમે વેગનીઝમનું પાલન કરો છો, ત્યારે તમારે તમારા શરીરની દૈનિક વિટામિન અને ખનિજ જરૂરિયાતોને પૂર્ણ કરવા માટે પૂરક ખોરાકની જરૂર પડે છે, જે એક અસરકારક પદ્ધતિ છે પણ કુદરતી નથી. લાંબા સમય સુધી કુદરતી ન હોય તેવી કોઇપણ વસ્તુ પર આધાર રાખવો યોગ્ય નથી.

તમારા આહાર માં દૂધ ના કયા ઉત્પાદનો નો સમાવેશ કરવો જોઇએ:

ગાયનું દૂધ (સ્વાસ્થ્ય માટે શ્રેષ્ઠ), ઓછી ચરબીવાળું દહીં, છાશ, ચીઝ અને ગાયના દૂધનું ઘી.

તમારે દૂધના કયા ઉત્પાદનો ટાળવા જોઇએ:

હેવી ક્રીમ, પ્રોસેસ્ડ ચીઝ અને ફુલ-ફેટ ડેરી ઉત્પાદનો.

મારે દરરોજ કેટલું દૂધ અને દૂધ ના ઉત્પાદનો નું સેવન કરવું જોઇએ?

૨૫૦ મિલી ગાયનું દૂધ અને ૨-૩ દૂધની બનાવટો (દહીં, ચીઝ).

કોણે દૂધ ટાળવું જોઇએ?

જો તમે લેક્ટોઝ અસહિષ્ણુ છો (દૂધમાં રહેલા લેક્ટોઝને પચાવી શકતા નથી), તો તમારે દૂધ ટાળવું જોઇએ. લેક્ટોઝ-મુક્ત ગાયનું દૂધ એ બીજો વિકલ્પ છે જેમાં દૂધના બધા પોષક તત્વો હોય છે, પરંતુ તે લેક્ટોઝથી મુક્ત હોય છે. લેક્ટોઝ-મુક્ત ગાયનું દૂધ ગાયના દૂધમાં એન્ઝાઇમ લેક્ટેઝ ઉમેરીને બનાવવામાં આવે છે, જે લેક્ટોઝને ગ્લુકોઝમાં તોડી નાખે છે અને તેને લેક્ટોઝ-મુક્ત બનાવે છે. તે લેક્ટોઝ-મુક્ત લોકો દ્વારા સરળતાથી પચી શકાય છે.

વરસાદની ઋતુમાં દૂધ અને દૂધના ઉત્પાદનોનો વપરાશ મર્યાદિત કરો. જો તમે લેક્ટોઝ અસહિષ્ણુ ન હોવ તો પણ, વધુ પડતું દૂધ અને દૂધના ઉત્પાદનોનું સેવન પેટની સમસ્યાઓ વધારી શકે છે અને ઉલટી, ઝાડા અને પેટમાં દુખાવોનું કારણ બની શકે છે. તેથી તેનું સેવન મર્યાદિત માત્રામાં કરો.

જો તમને ઉધરસ હોય, તો દૂધ અને દૂધના ઉત્પાદનોનું સેવન મર્યાદિત કરો. રાત્રે દૂધ ટાળો. દૂધ કફનું ઉત્પાદન વધારતું નથી, પરંતુ તે તમારા હાલના કફને ઘટ્ટ કરી શકે છે, તમારા ગળામાં બળતરા કરી શકે છે અને તમારી ઉધરસને વધુ ખરાબ કરી શકે છે.

કાચું લસણ

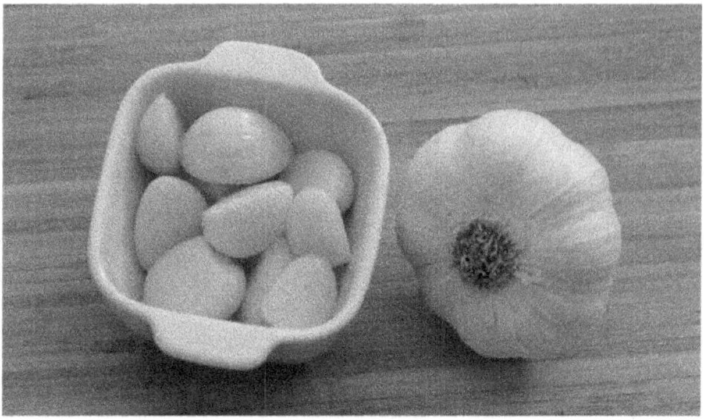

લસણ એક એડેપ્ટોજેન છે, જેનો અર્થ એ છે કે તે પર્યાવરણીય ફેરફારોના પ્રતિભાવમાં શરીરમાં સ્થિર આંતરિક વાતાવરણ જાળવી રાખે છે. તે શરીરનું તાપમાન, બ્લડ સુગર, બ્લડ પ્રેશર, pH સંતુલન નિયંત્રિત કરે છે અને રોગપ્રતિકારક શક્તિની શ્રેષ્ઠ કામગીરી સુનિશ્ચિત કરે છે. આ જ કારણ છે કે શરૂઆતમાં લસણનો ઉપયોગ ઔષધીય હેતુઓ માટે કરવામાં આવતો હતો. લસણના મોટાભાગના શક્તિશાળી ઔષધીય ગુણધર્મો એલિસિનને કારણે છે. એલિસિન એક સલ્ફર સંયોજન છે જે લસણને તેની તીવ્ર ગંધ આપે છે. એલિસિનની સમસ્યા એ છે કે તે લસણમાંથી ત્યારે જ મુક્ત થાય છે જ્યારે તમે તેને કચડી નાખો છો અથવા કાપી લો છો. એલિસિન ખૂબ જ અસ્થિર છે, જેનો અર્થ છે કે તમારે તેને કાપ્યા પછી તરત જ તેનો ઉપયોગ કરવો જોઇએ. પીસેલા લસણમાં રહેલું એલિસિન ઉચ્ચ તાપમાન દ્વારા નાશ પામે છે. તેથી, તેના સ્વાસ્થ્ય લાભો માટે તાજું, કાચું લસણ ખાઓ.

લસણ કોલોન અને પેટના કેન્સર સામે પણ રક્ષણ આપે છે. વૈજ્ઞાનિક રીતે સાબિત થયું છે કે લસણમાં રહેલા સલ્ફર સંયોજનો ગાંઠો, ગાંઠના સૂક્ષ્મ પર્યાવરણ અને કેન્સર કોષોના જૈવિક વર્તનને બદલી નાખે છે. લસણ કેન્સરનું જોખમ ઘટાડે છે (ખાસ કરીને પેટ અને આંતરડાના કેન્સર).

લસણમાં કુદરતી એન્ટીઑકિસડન્ટો હોય છે જે શરીરમાં લો-ડેન્સિટી લિપોપ્રોટીન કોલેસ્ટ્રોલ (LDL) ઘટાડે છે અને લોહીને પાતળું કરીને અને રક્ત પરિભ્રમણને સુધારીને હૃદય રોગથી બચાવે છે. લસણ શરીરમાં નાઇટ્રિક ઑકસાઇડનું ઉત્પાદન વધારીને રક્તવાહિનીઓને પહોળી કરે છે, જે સિસ્ટોલિક અને ડાયસ્ટોલિક બ્લડ પ્રેશર બંનેને ઘટાડવામાં મદદ કરે છે.

લસણના એન્ટીબેક્ટેરિયલ અને એન્ટિફંગલ ગુણધર્મો ચેપ સામે લડવામાં અને રોગપ્રતિકારક શક્તિના કાર્યને વધારવામાં મદદ કરે છે. તેથી મૂળભૂત રીતે, આ શાકભાજી (હા, તે એક શાકભાજી છે, જડીબુટ્ટી કે મસાલા નહીં) ખરેખર તમને ઘણા રોગોથી બચાવી શકે છે. તમારા આહારમાં કાચા લસણનો સમાવેશ કરવાનો સમય આવી ગયો છે!

લસણ કેવી રીતે લેવું જોઇએ?

દરરોજ સવારે ખાલી પેટે લસણની એક તાજી કળી વાટેલી ખાઓ. એક સમયે કાચા લસણની એક કરતાં વધુ કળી ખાવાનું ટાળો. લસણને મોઢામાં લાંબા સમય સુધી રાખવાનું ટાળો, કારણ કે તેનાથી બળતરા થઇ શકે છે. શિયાળામાં પુષ્કળ લસણ (કાચું અને રાંધેલું) ખાઓ, તેને સૂપ કે સ્પ્રિંગ રોલ્સમાં ઉમેરો.. ઉનાળા દરમિયાન લસણનું સેવન મર્યાદિત કરો. ઉનાળા દરમિયાન લસણનું વધુ પડતું સેવન કરવાથી ખીલ અને મોઢામાં ચાંદા પડી શકે છે કારણ કે તે ગરમી ઉત્પન્ન કરે છે.

લસણ ક્યારે ટાળવું જોઇએ?

જો તમને અલ્સર, કોલાઇટિસ, એસિડિટી અથવા હાર્ટબર્ન હોય, તો લસણનું સેવન મર્યાદિત કરો.

સ્વાસ્થ્ય લાભ માટે લસણ કેટલું પૂરતું છે?

ખાલી પેટે દરરોજ કાચા લસણની એક કળી (છીણેલી) પૂરતી છે. જો તમને ગરમી, અલ્સર અથવા હાર્ટબર્નનો અનુભવ થાય છે, તો તેને દરરોજના બદલે અઠવાડિયામાં બે કે ત્રણ વખત મર્યાદિત રાખો.

સ્પ્રાઉટ્સ (અંકુરિત)

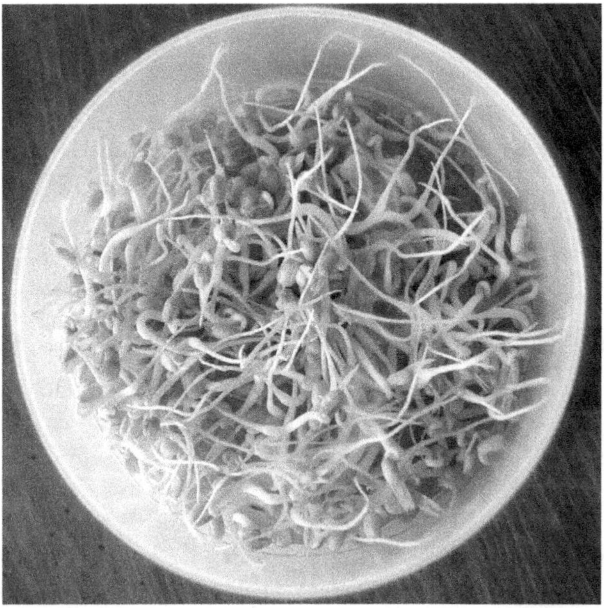

અંકુરિત અનાજ સસ્તા, સલામત અને સરળતાથી ઉગાડી શકાય તેવા, પોષક તત્વોથી ભરપૂર સુપરફૂડ્સ છે. અંકુરિત થવાની પ્રક્રિયા કાચા કઠોળ અને શાકભાજીની તુલનામાં પોષક મૂલ્યમાં 100 ગણો વધારો કરી શકે છે.

અંકુરિત અનાજ એવા લોકો માટે વધુ સારો વિકલ્પ છે જેમને ચોક્કસ ખોરાક પચાવવામાં મુશ્કેલી પડે છે. આનું કારણ એ છે કે અંકુરિત

થવાની પ્રક્રિયા ખોરાકમાં પ્રોટીઓલિટીક ઉત્સેચકોનું પ્રમાણ વધારે છે, જે સ્ટાર્ચને સાદા કાર્બોહાઇડ્રેટ્સમાં, પ્રોટીનને એમિનો એસિડમાં અને ચરબીને ફેટી એસિડમાં તોડી નાખે છે. તેથી, તમારા પાચનતંત્રને તેમને તોડવાની જરૂર નથી, જેના કારણે આ પોષક તત્વો વધુ જૈવઉપલબ્ધ બને છે (મહત્વપૂર્ણ પરિભાષા વિભાગમાં અર્થ જુઓ) અને સરળતાથી સુપાચ્ય બને છે.

સ્પ્રાઉટ્સ તમારા માટે કેમ ફાયદાકારક છે? સ્પ્રાઉટ્સ કઠોળ અને શાકભાજીના પોષણ મૂલ્યમાં વધારો કરે છે, એન્ઝાઇમ અવરોધકો ઘટાડે છે અને સ્વસ્થ સંયોજનોને ખોલે છે. વિટામિન્સ, ખનિજો, એમિનો એસિડ્સ, આવશ્યક ફેટી એસિડ્સ અને એન્ટીઑક્સિડન્ટ્સની વધુ જૈવઉપલબ્ધતા તમારા શરીરને આલ્કલાઇન બનાવે છે. pH (આલ્કલાઇન તરફ) વધારવાથી તમારી રોગપ્રતિકારક શક્તિની રોગ અટકાવવાની ક્ષમતા વધે છે.

જંતુનાશકો, ખાદ્ય ઉમેરણો અને અન્ય રસાયણોના સંપર્કને ઘટાડવા માટે ઘરે સ્પ્રાઉટ્સ ઉગાડો. સ્પ્રાઉટ્સની ઘણી વિવિધ જાતો છે, જેમાં મગ, કાળા ચણા, મસૂર, ઘઉં, રજકો, મૂળાના બીજ અને બ્રોકોલીનો સમાવેશ થાય છે.

દિવસ માં કેટલા સ્પ્રાઉટ્સ ખાવા જોઈએ?

દરરોજ એક વાટકી વિવિધ પ્રકારના સ્પ્રાઉટ્સ ખાઓ. તમારે દરરોજ એક જ સ્પ્રાઉટ્સ ખાવાની જરૂર નથી; દરેક સ્પ્રાઉટ્સને ફેરવો અથવા દર ત્રણ દિવસે ખાઓ, પરંતુ દરરોજ એક વાટકી સ્પ્રાઉટ્સ ખાવાનો પ્રયાસ કરો.

સ્પ્રાઉટ્સ ખાવાની શ્રેષ્ઠ રીત કઈ છે?

તેમને કાચા ખાવાથી તમને બધા પોષક તત્વોનો શ્રેષ્ઠ લાભ મળશે. તેમના સ્વાદને વધારવા માટે, બારીક સમારેલી કાકડી, ડુંગળી,

ટામેટા, તાજા નિચોવાયેલા લીંબુનો રસ, કાળું મીઠું અને કાળા મરી ઉમેરો.

કોણે સ્પ્રાઉટ્સ ટાળવા જોઇએ?

જો તમે સ્ટોરમાંથી ખરીદેલા સ્પ્રાઉટ્સ ખાતા હોવ (જે હું બિલકુલ ભલામણ કરતી નથી), તો તેમને કાચા ન ખાઓ. સાલ્મોનેલા, લિસ્ટેરિયા અથવા ઇ. કોલીથી ફૂડ પોઇઝનિંગનું જોખમ ઘટાડવા માટે તેમને ગરમ થાય ત્યાં સુધી સારી રીતે રાંધો. સ્ટોરમાંથી ખરીદેલા સ્પ્રાઉટ્સ ખેતરથી ટેબલ સુધીના રસ્તામાં ક્યાંક દૂષિત થઇ શકે છે. નબળી રોગપ્રતિકારક શક્તિ ધરાવતા લોકોએ ફક્ત રાંધેલા સ્પ્રાઉટ્સ જ ખાવા જોઇએ અને કોઇપણ કાચા અથવા હળવા રાંધેલા સ્પ્રાઉટ્સ ટાળવા જોઇએ, કારણ કે આ ફૂડ પોઇઝનિંગનું કારણ બની શકે છે.

પાલક

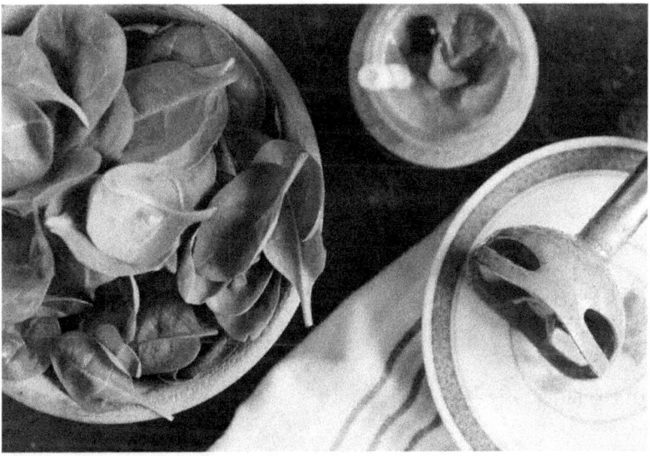

પાલકને તેના બળતરા વિરોધી અને એન્ટીઑક્સિડન્ટ ગુણધર્મો માટે સુપરફૂડ કહેવામાં આવે છે. તેમાં આયર્ન, વિટામિન K, પ્રોટીન, કેલ્શિયમ, મેગ્નેશિયમ અને પોટેશિયમ ભરપૂર માત્રામાં હોય છે, જે

તમારા શરીરને વિવિધ રોગોથી બચાવે છે. વિટામિન K ઘા રૂઝાવવા અને હાડકાના સ્વાસ્થ્ય માટે એક મહત્વપૂર્ણ પરિબળ છે, અને પાલક વિટામિન Kનો મહત્વપૂર્ણ સ્ત્રોત છે. પાલક કેરોટીનોઇડ્સ નામના ફાયદાકારક એન્ટીઑકિસડન્ટોથી ભરપૂર છે, જે તમારી રોગપ્રતિકારક શક્તિને વધારે છે. તેમાં ત્રણ અલગ અલગ પ્રકારના કેરોટીનોઇડ્સ હોય છે: બીટા કેરોટીનોઇડ્સ, લ્યુટીન અને ઝેક્સાન્થિન.

બીટા કેરોટીનોઇડ્સ શરીરમાં વિટામિન A માં રૂપાંતરિત થાય છે અને સ્વસ્થ દ્રષ્ટિ, રોગપ્રતિકારક શક્તિ અને પ્રજનન તંત્ર જાળવવામાં મહત્વપૂર્ણ ભૂમિકા ભજવે છે. લ્યુટીન અને ઝેક્સાન્થિન પ્રકાશ ફિલ્ટર તરીકે કાર્ય કરે છે, જે તમારી આંખના પેશીઓને સૂર્યના યુવી કિરણોથી સુરક્ષિત કરે છે.

પાલકમાં રહેલા પોટેશિયમનું ઊંચું પ્રમાણ, ફોલેટ સાથે, રક્તવાહિનીઓને આરામ આપે છે અને તમારા બ્લડ પ્રેશરને ઓછું કરે છે. પાલક શરીરને નાઇટ્રિક ઑક્સાઇડ ઉત્પન્ન કરવામાં પણ મદદ કરે છે. નાઇટ્રિક ઑક્સાઇડ એક કુદરતી વાસોડિલેટર છે જે રક્તવાહિનીઓને પહોળી કરીને બ્લડ પ્રેશર ઘટાડે છે.

ટાઇપ 2 ડાયાબિટીસ ધરાવતા લોકોમાં ઘણીવાર મેગ્નેશિયમનું પ્રમાણ ઓછું હોય છે. પાલકમાં કેલરી ખૂબ ઓછી હોય છે અને તેનો ગ્લાયકેમિક ઇન્ડેક્સ ઓછો હોય છે. વધુમાં, તે મેગ્નેશિયમથી ભરપૂર હોય છે. મેગ્નેશિયમ બ્લડ સુગર ઘટાડવામાં મદદ કરે છે અને ટાઇપ 2 ડાયાબિટીસથી તમારું રક્ષણ કરી શકે છે.

પાલક ખાવા ની શ્રેષ્ઠ રીત કઇ છે?

તમે પાલકને જેટલો લાંબો સમય રાંધશો, તેટલા જ તે તેના પોષક તત્વો ગુમાવે છે. પાલકને સાંતળો અથવા બ્લેન્ચ કરો (ઉકળતા પાણીમાં અથવા વરાળમાં થોડા સમય માટે રાંધો), પરંતુ 1 મિનિટથી

વધુ સમય માટે બ્લેન્ચ ન કરો. બ્લેન્ચ કરતી વખતે લીંબુનો રસ ઉમેરવાથી પોષક તત્વોનું શોષણ વધશે, જેનાથી તમને સંપૂર્ણ સ્વાસ્થ્ય લાભ મળશે.

કોણે પાલક ટાળવી જોઈએ?

જો તમને કિડનીમાં પથરી હોય અથવા કિડનીમાં પથરી થવાનું જોખમ હોય, તો તમારા પાલકનું સેવન મર્યાદિત કરો કારણ કે પાલકમાં કેલ્શિયમ અને ઓક્સાલેટ બંને વધુ હોય છે, જે કિડનીમાં પથરીનું કારણ બની શકે છે.

ઉપરાંત, જો તમે લોહી પાતળું કરવાની દવા લઈ રહ્યા છો, તો તમારા ડૉક્ટર અને ફાર્માસિસ્ટને તમારા પાલકના સેવન વિશે જણાવવાનું ભૂલશો નહીં. પાલકમાં વિટામિન K વધુ હોય છે, જે લોહી ગંઠાઈ જવાને પ્રોત્સાહન આપે છે અને તમારી લોહી પાતળું કરવાની દવાની અસરકારકતા ઘટાડી શકે છે.

ડ્રાય ફ્રૂટ્સ (સૂકો મેવો)

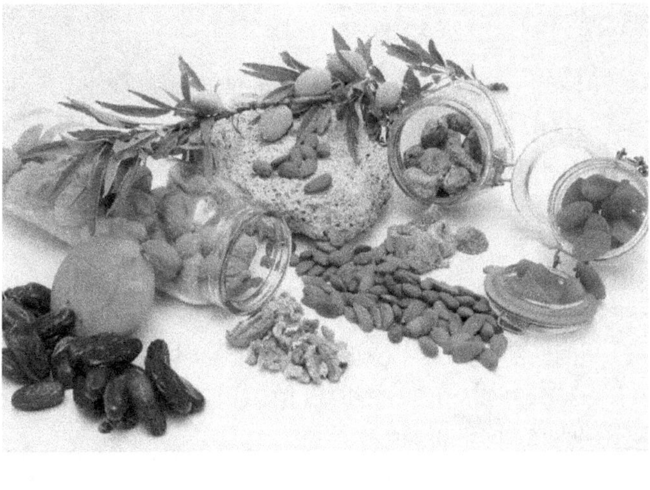

તમે કદાચ હજાર વાર સાંભળ્યું હશે કે તમારે દરરોજ ડ્રાય ફ્રૂટ્સ ખાવા જોઈએ! પણ શું તમે તેનું પાલન કરો છો? જો નહીં, તો દરરોજ ડ્રાય ફ્રૂટ્સ ખાવાનું શરૂ કરવાનો સમય આવી ગયો છે! દરરોજ ડ્રાયફ્રૂટ્સ ખાવાથી એકંદર સ્વાસ્થ્યમાં સુધારો થાય છે, જે સ્વસ્થ, રોગમુક્ત, લાંબુ જીવન સુનિશ્ચિત કરે છે. બદામ, અખરોટ અને પિસ્તા જેવા ડ્રાય ફ્રૂટ્સ માં હૃદય-સ્વસ્થ મોનોઅનસેચ્યુરેટેડ અને પોલીઅનસેચ્યુરેટેડ ફૈટ અને ફ્લેવોનોઇડ્સ અને વિટામિન E જેવા એન્ટીઑક્સિડન્ટ હોય છે. સંશોધન દર્શાવે છે કે મગફળી સહિત ડ્રાય ફ્રૂટ્સ નું વધુ સેવન સ્તન કેન્સરનું જોખમ બે થી ત્રણ ગણું ઘટાડે છે.

સૂકો મેવો ફાઇબર અને મેગ્નેશિયમથી ભરપૂર હોય છે, જે બ્લડ સુગર અને ઇન્સ્યુલિનના સ્તરને સ્થિર કરવામાં મદદ કરે છે. સૂકા ફળો ટાઇપ-2 ડાયાબિટીસ થવાનું જોખમ પણ ઘટાડી શકે છે.ખજૂરમાં આયર્ન અને પોટેશિયમ હોય છે અને તેમાં સોડિયમ ઓછું હોય છે, જે સામાન્ય બ્લડ પ્રેશર જાળવવામાં મદદ કરે છે અને સ્ટ્રોકનું જોખમ ઘટાડે છે.

અંજીર કેલ્શિયમનો સારો સ્રોત છે. અંજીર અંતઃસ્રાવી, રોગપ્રતિકારક શક્તિ, શ્વસન, પાચન અને પ્રજનન પ્રણાલી જેવી શારીરિક પ્રણાલીઓનું નિયમન કરે છે.

બદામ વિટામિન ઇ, પ્રોટીન અને મોનોઅનસેચ્યુરેટેડ ફૈટ નો ઉત્તમ સ્રોત છે. બદામ ભૂખ ઓછી કરીને અને લાંબા સમય સુધી પેટ ભરેલું રહેવાની અનુભૂતિ કરાવીને વજન ઘટાડવામાં મદદ કરે છે. બદામમાં રહેલા સ્વસ્થ ફૈટ અને એન્ટીઑક્સિડન્ટ બ્લડ પ્રેશર, કોલેસ્ટ્રોલ અને ખાંડના સ્તરને ઘટાડવામાં મદદ કરે છે.

અખરોટ ફક્ત મગજ જેવા જ દેખાતા નથી, પરંતુ તેમાં ઓમેગા-3 ફેટી એસિડ જેવા મગજને ઉત્તેજિત કરનારા પોલીફેનોલિક સંયોજનો પણ હોય છે. પોલીફેનોલ્સને મગજના વિકારોને અટકાવતા મહત્વપૂર્ણ મગજ ખોરાક માનવામાં આવે છે.

કાજુમાં ઝીંક ભરપૂર માત્રામાં હોય છે, જે રોગપ્રતિકારક શક્તિ વધારે છે અને ડાયહાઇડ્રોટેસ્ટોસ્ટેરોન (DHT) ની રચનાને અટકાવીને પુરુષોમાં ટાલ પડવા અને પ્રોસ્ટેટના વિસ્તરણને અટકાવે છે.

દિવસ માં કેટલા સૂકા ફળો ખાવા જોઈએ?

દરરોજ મુઠ્ઠીભર વિવિધ સૂકા ફળો ખાઓ, જેમાં બદામ, અખરોટ, કાજુ, પિસ્તા, ખજૂર, કિસમિસ અને અંજીરનો સમાવેશ થાય છે. આવર્તન મહત્વનું છે, તેથી તેમને દરરોજ ખાવું મહત્વપૂર્ણ છે, ભલે તેમની માત્રા મુઠ્ઠીભર કરતા ઓછી હોય.

સૂકા ફળો ખાવા ની શ્રેષ્ઠ રીત કઇ છે?

નટ્સ માં ફાયટીક એસિડ હોય છે, જે શોષણ ઘટાડીને તેમના પોષણ મૂલ્યને ઘટાડે છે. ફાયટીક એસિડ દૂર કરવા માટે નટ્સ પલાળી રાખવા એ શ્રેષ્ઠ રીત છે. રાતભર મુઠ્ઠીભર સૂકા ફળો પાણીમાં પલાળી રાખો અને બીજા દિવસે સવારે તેને ખાઓ.

સૂકા ફળો કોણે ટાળવા જોઈએ?

શિયાળામાં તમારે પુષ્કળ સૂકા ફળો ખાવા જોઈએ, પરંતુ ઉનાળા દરમિયાન તેનું સેવન મર્યાદિત રાખો. સૂકા ફળો શરીરમાં ગરમી ઉત્પન્ન કરે છે, જે શિયાળામાં તમને ગરમ રાખે છે, જ્યારે ઉનાળામાં આનું વધુ પડતું સેવન ખીલ, અલ્સર અને એસિડિટીનું કારણ બની શકે છે.

નોંધ: "સ્વસ્થ બાલો કા રાઝ" પુસ્તકમાંથી તમારા વાળની સમસ્યાઓનો કાયમી ઉકેલ કેવી રીતે શોધી શકાય તે શીખો.

તુલસી

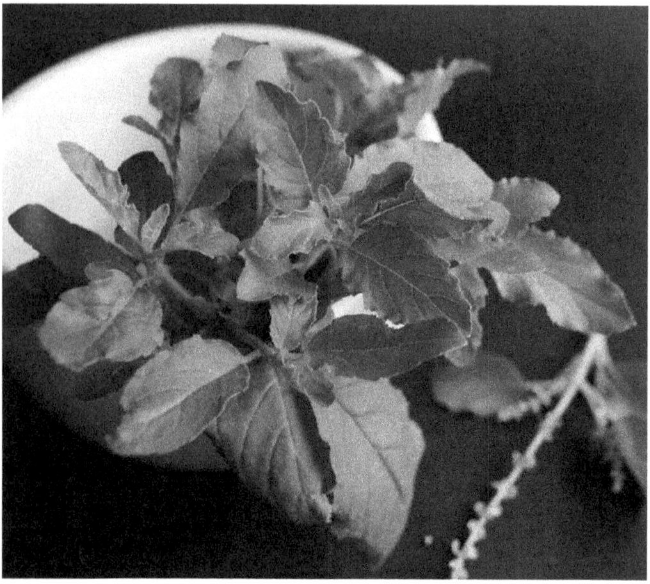

તુલસી એક સુપરફૂડ છે કારણ કે તે એક ઇમ્યુનોમોડ્યુલેટર છે (રોગપ્રતિકારક શક્તિની કામગીરીમાં ફેરફાર કરે છે) અને એક એડેપ્ટોજેન છે (શરીરને શારીરિક અને માનસિક તાણમાં અનુકૂલન કરવામાં મદદ કરે છે અને એકંદર શારીરિક પ્રક્રિયાઓને સામાન્ય રાખે છે). તુલસી બ્લડ સુગર, કોલેસ્ટ્રોલ અને ટ્રાઇગ્લિસરાઇડ્સ ઘટાડે છે.

તણાવ હાઈ બ્લડ પ્રેશર, ડાયાબિટીસ, હૃદય રોગ, અલ્ઝાઇમર રોગ, ડિપ્રેશન, સ્થૂળતા અને પેટની સમસ્યાઓ થવાનું અથવા વધુ ખરાબ થવાનું જોખમ વધારે છે. તુલસીના અનુકૂલનશીલ અને બળતરા વિરોધી ગુણધર્મો તણાવ, ચિંતા અને ડિપ્રેશન ઘટાડવામાં મદદ કરે છે, અને સ્મૃતિ ભ્રંશ અને ઉન્માદ સહિત મગજના વિકારોને રોકવા અને સારવારમાં ખૂબ અસરકારક છે. કોષોને નુકસાનથી બચાવવા, તણાવ ઘટાડવા અને બળતરા ઘટાડવાના તુલસીના ગુણધર્મો યાદશક્તિમાં

વધારો કરે છે અને મગજના કાર્યમાં સુધારો કરે છે. આ જ કારણ છે કે તુલસીને કુદરતી મેમરી ટોનિક તરીકે ઓળખવામાં આવે છે.

તુલસીના પાનનું નિયમિત સેવન વાયરલ ચેપને રોકવામાં મદદ કરી શકે છે. સંશોધન પુષ્ટિ કરે છે કે તુલસીમાં રોગપ્રતિકારક શક્તિને નિયંત્રિત કરવાની અસરો હોય છે. તે અનુકૂલનશીલ રોગપ્રતિકારક શક્તિના ઘટક ટી-હેલ્પર કોષો અને જન્મજાત રોગપ્રતિકારક શક્તિના ઘટક એનકે કોષો (કુદરતી કિલર કોષો) ની ટકાવારી વધારે છે. આ કોષો રોગકારક જીવાણુઓને દૂર કરવામાં અને વાયરલ ચેપ સામે લડવામાં મદદ કરે છે.

સંશોધન દર્શાવે છે કે તુલસીના પાન બ્લડ સુગર ઘટાડવામાં એન્ટીડાયાબિટીક દવાઓ જેટલા જ અસરકારક છે. તુલસીના પાનમાં હાઇપોગ્લાયકેમિક ગુણધર્મો હોય છે, જે બ્લડ સુગરનું સ્તર ઘટાડવામાં અને ઇન્સ્યુલિન સંવેદનશીલતા સુધારવામાં મદદ કરે છે. તુલસીનું આવશ્યક તેલ કોલેસ્ટ્રોલ અને ટ્રાઇગ્લિસરાઇડનું સ્તર ઘટાડીને ટાઇપ 2 ડાયાબિટીસનું જોખમ ઘટાડી શકે છે.

દિવસ માં કેટલું તુલસી ખાવું જોઇએ?

તમારા દિવસની શરૂઆત બે થી ત્રણ તાજા તુલસીના પાન ખાવાથી કરો. તેમને ચાવવાનું ટાળો, કારણ કે તેમાં પારો હોય છે, જે દાંતને નુકસાન પહોંચાડી શકે છે.

તુલસી ખાવાની શ્રેષ્ઠ રીત કઇ છે?

તમારી સવારની લીલી ચામાં 2-3 તાજા તુલસીના પાન ઉમેરો. ઘરે તુલસી ઉગાડવા માટે તમારે વધારે કુશળતાની જરૂર નથી.

તુલસી કોણે ન ખાવા જોઇએ?

જો તમે એસિટામિનોફેન અથવા પેરાસીટામોલ (પીડા નિવારક) જેવી દવાઓ લઇ રહ્યા છો, તો તુલસીનું સેવન મર્યાદિત કરો. જો તમે

તુલસીના પાન ખૂબ ખાતા હોવ અને પેરાસીટામોલ પણ લેતા હોવ, તો બંને એકસાથે કામ કરી શકે છે અને અસરને બમણી કરી શકે છે, જેનાથી તમારા યકૃતના કાર્ય પર અસર પડે છે.

નિષ્કર્ષ

હવે જ્યારે તમે એવા ખોરાક વિશે જાણો છો જે કુદરતી રીતે તમને રોગથી બચાવી શકે છે, તો શું તમારે તેમના કરતાં પૂરક ખોરાક પસંદ કરવો જોઇએ? બિલકુલ નહીં. કુદરતી ખોરાકની જગ્યાએ પૂરક ખોરાકની ક્યારેય ભલામણ કરવામાં આવતી નથી. આનું કારણ એ છે કે પૂરક ખોરાકમાં એવા ઘટકો હોય છે જે શરીરમાં નોંધપાત્ર જૈવિક અસરો ધરાવે છે. તેમની માત્રા તમે પહેલેથી જ લઇ રહ્યા છો તે દવાઓમાં દખલ કરી શકે છે, જે ક્યારેક હાનિકારક પરિણામો તરફ દોરી જાય છે. કેટલાક પૂરક ખોરાકનું વધુ પડતું સેવન જીવલેણ હોઇ શકે છે. તમારે તમારા આહારમાં વિવિધ પ્રકારના કુદરતી ખોરાકનો સમાવેશ કરવો જોઇએ, માનવસર્જિત ખોરાકનો નહીં, તેથી પૂરક ખોરાકને સુપરફૂડ્સ તરીકે બદલવો એ સારો વિચાર નથી.

3

રોગપ્રતિકારક શક્તિ વધારવા માટે 10 પાવરફુલ ફૂડ્સ

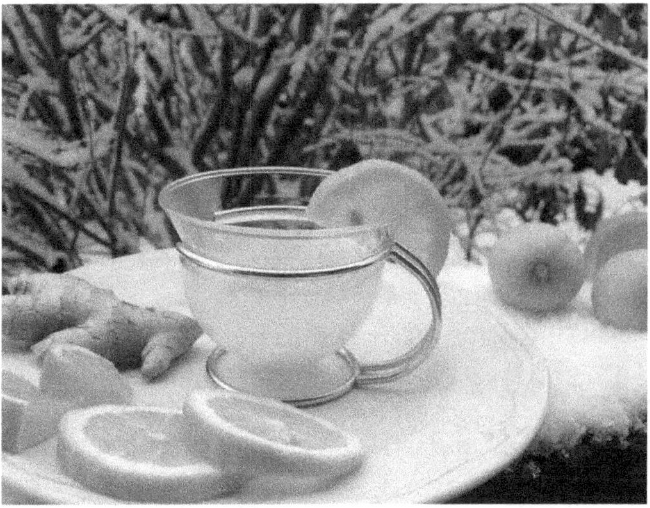

તમારી રોગપ્રતિકારક શક્તિને સ્વસ્થ રાખવાનો અર્થ એ છે કે તમારી જાતને ઘણા રોગોથી બચાવવી. શિયાળા દરમિયાન શરદી અને ફ્લૂ સામાન્ય છે, પરંતુ શું તમે ક્યારેય વિચાર્યું છે કે કેટલાક લોકોને ફ્લૂ કેમ થાય છે જ્યારે અન્ય લોકોને નથી થતો? તેનું કારણ તેમની રોગપ્રતિકારક શક્તિમાં રહેલું છે. કેટલાક લોકોમાં કુદરતી રીતે મજબૂત રોગપ્રતિકારક શક્તિ હોય છે, જ્યારે અન્ય લોકોમાં નબળી હોય છે. તમારી રોગપ્રતિકારક શક્તિ કુદરતી રીતે મજબૂત હોય કે નબળી, તમે

ચોક્કસ કેટલાક શક્તિશાળી ખોરાકથી તમારી રોગપ્રતિકારક શક્તિ વધારી શકો છો. આ તમને ફક્ત શરદી અને ખાંસીથી જ નહીં, પરંતુ તે તમને અન્ય ઘણા રોગોથી પણ બચાવશે.

જ્યારે રોગપ્રતિકારક શક્તિની વાત આવે છે, ત્યારે ધ્યાનમાં લેવાના પાંચ મુખ્ય પોષક તત્વો છે:

વિટામિન સી વિટામિન સી એ તમારી રોગપ્રતિકારક શક્તિ વધારવા માટે સૌથી મહત્વપૂર્ણ પોષક તત્વો છે. વિટામિન સી રોગપ્રતિકારક શક્તિના વિવિધ કોષીય કાર્યોને ટેકો આપીને રોગપ્રતિકારક શક્તિના કાર્યમાં ફાળો આપે છે.

વિટામિન એ રોગપ્રતિકારક શક્તિને વધારે છે અને તેનું નિયમન કરે છે. તેથી, તે રોગપ્રતિકારક કાર્યને વધારે છે અને ઘણા ચેપી રોગો સામે ઉન્નત સંરક્ષણ પૂરું પાડે છે.

વિટામિન ઇ એક શક્તિશાળી એન્ટીઑકિસડન્ટ છે અને રોગપ્રતિકારક શક્તિના કાર્યને સુધારી શકે છે. અભ્યાસો દર્શાવે છે કે વિટામિન ઇ નબળી રોગપ્રતિકારક શક્તિ ધરાવતા વૃદ્ધ લોકોમાં રોગપ્રતિકારક શક્તિમાં સુધારો કરે છે.

ઓમેગા-3 ફેટી એસિડ્સ બળતરા વિરોધી છે, એટલે કે તેઓ શરીરમાં બળતરા અટકાવે છે.

એક આવશ્યક ખનિજ છે જે રોગપ્રતિકારક શક્તિને મધ્યસ્થી કરતા કોષોના સામાન્ય વિકાસ અને કાર્ય માટે મહત્વપૂર્ણ છે.

આ પાંચ પોષક તત્વો રોગપ્રતિકારક શક્તિ જાળવવા અને વધારવા માટે ખૂબ જ મહત્વપૂર્ણ છે. આમાંના કોઇપણ પોષક તત્વોની ઉણપ તમારી રોગપ્રતિકારક શક્તિને નબળી બનાવી શકે છે. ઝીંક, ઓમેગા-3, વિટામિન એ, સી અને ઇ થી ભરપૂર ખોરાક ખાવાથી તમને મજબૂત રોગપ્રતિકારક શક્તિ બનાવવામાં મદદ મળે છે. ચાલો જોઇએ કે કયા પાવર ફૂડ આ મહત્વપૂર્ણ પોષક તત્વોથી ભરપૂર છે.

તમારી રોગપ્રતિકારક શક્તિ વધારવા માટે નીચે 10 ખોરાક છે, જેને તમારે રોગમુક્ત અને સ્વસ્થ જીવન માટે તમારા આહારમાં સામેલ કરવાનું શરૂ કરવું જોઈએ:

1. સાઇટ્રસ ફળો

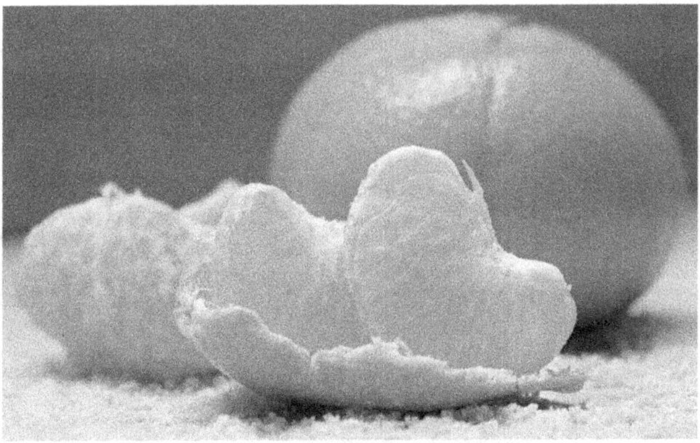

જ્યારે તમે રોગપ્રતિકારક શક્તિ વિશે વિચારો છો, ત્યારે સૌથી પહેલા મનમાં વિટામિન સી આવે છે! અને કેમ નહીં? રોગપ્રતિકારક શક્તિની વાત આવે ત્યારે વિટામિન સી ખરેખર શ્રેષ્ઠ પોષક તત્વો છે. તે રોગપ્રતિકારક શક્તિની ખામીઓ, ત્વચાની કરચલીઓ, હૃદય રોગ, આંખના રોગ અને બીજા ઘણા રોગો સામે રક્ષણ આપે છે. વિટામિન સી શ્વેત રક્તકણોનું ઉત્પાદન વધારે છે, જે રોગપ્રતિકારક શક્તિનો આવશ્યક ભાગ છે. આ શ્વેત રક્તકણો શરીર પર હુમલો કરતા બેક્ટેરિયા અને વાયરસનો નાશ કરીને ચેપ સામે લડે છે. લીંબુ અને નારંગી જેવા સાઇટ્રસ ફળો વિટામિન સી થી ભરપૂર હોય છે.

સાઇટ્રસ ફળો કુદરતી એન્ટીઑક્સિડન્ટ છે જે રોગપ્રતિકારક શક્તિ વધારે છે. તેમાં એન્ટિવાયરલ અને એન્ટીબેક્ટેરિયલ ગુણધર્મો છે જે ચેપ અને બેક્ટેરિયાના વિકાસને અટકાવે છે, અને ઉબકા (ઉલટી થવાની ઇચ્છા) માં રાહત આપે છે.

એક ગ્લાસ ગરમ પાણીમાં (250 મિલી) એક મધ્યમ લીંબુ નિચોવીને દરરોજ સવારે પીવો. સ્વસ્થ રહેવા માટે તમારે દરરોજ વિટામિન સી ની જરૂર હોય છે, તેથી સાદા પાણીને બદલે દરરોજ સવારે લીંબુ પાણી પીવાની આદત પાડો.

2. હળદર

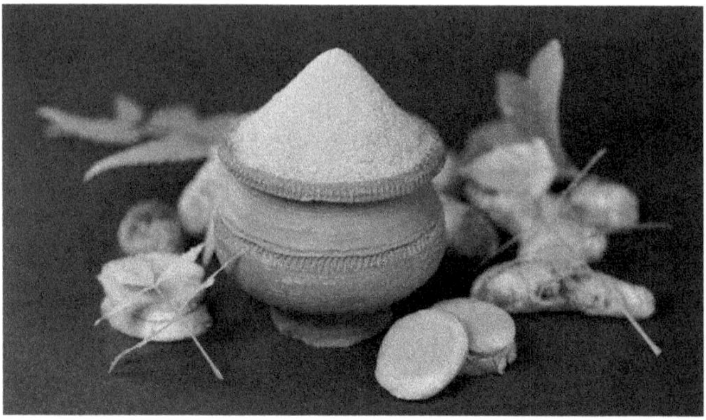

આ તેજસ્વી પીળો મસાલો એક કુદરતી ઇમ્યુનોમોડ્યુલેટર છે જે તમારી રોગપ્રતિકારક શક્તિ વધારે છે. હળદરમાં રહેલું સક્રિય સંયોજન કર્ક્યુમિન, વૈજ્ઞાનિક રીતે સાબિત થયેલા ઘણા સ્વાસ્થ્ય લાભો ધરાવે છે. કર્ક્યુમિન એક શક્તિશાળી એન્ટીઑક્સિડન્ટ છે અને તેમાં બળતરા વિરોધી અસરો છે. હળદર ફક્ત તમારી રોગપ્રતિકારક શક્તિને જ નહીં, પણ રુમેટોઇડ આર્થરાઇટિસ અને ઑસ્ટિયોઆર્થરાઇટિસ બંનેની સારવારમાં પણ ખૂબ અસરકારક છે. ગરમ દૂધ (250 મિલી) માં એક ચમચી હળદર પાવડર મિક્સ કરો અને દરરોજ રાત્રે સૂતા પહેલા પીવો.

3. લસણ

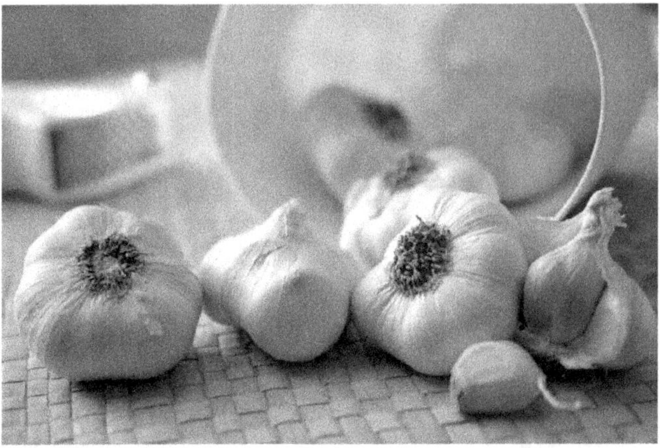

લસણ એક એડેપ્ટોજેન છે, જેનો અર્થ એ છે કે તે શરીરને વિવિધ પર્યાવરણીય અને માનસિક તાણમાં અનુકૂલન કરવામાં મદદ કરે છે અને નર્વસ સિસ્ટમ, રોગપ્રતિકારક શક્તિ અને હોર્મોનલ સિસ્ટમ જેવી તમામ મુખ્ય પ્રણાલીઓના સ્વાસ્થ્યને જાળવવામાં મદદ કરે છે. તે બ્લડ સુગરને નિયંત્રિત કરે છે, જો તે ખૂબ વધારે હોય તો તેને ઘટાડે છે અને જો તે ઓછું હોય તો તેને સામાન્ય બનાવે છે.

લસણમાં સક્રિય સંયોજન એલિસિન હોય છે, જે રોગપ્રતિકારક કોષોની ફ્લૂ સામે લડવાની ક્ષમતામાં સુધારો કરે છે અને ચેપનું જોખમ ઘટાડે છે. લસણમાં બળતરા વિરોધી, એન્ટિબેક્ટેરિયલ અને એન્ટિવાયરલ ગુણધર્મો હોય છે જે ચોક્કસ બેક્ટેરિયાના વિકાસને અટકાવવા અને વાયરલ ચેપ સામે લડવામાં મદદ કરે છે.

ખાલી પેટે દરરોજ લસણની એક કળી ખાવાથી તમારી રોગપ્રતિકારક શક્તિ વધે છે અને શરીરની બધી મુખ્ય પ્રણાલીઓને સામાન્ય બનાવે છે. જો તમારું શરીર પહેલેથી જ એસિડિક અથવા ગરમ છે, તો અઠવાડિયામાં ત્રણ વખત લસણનું સેવન મર્યાદિત કરો.

4. આદુ

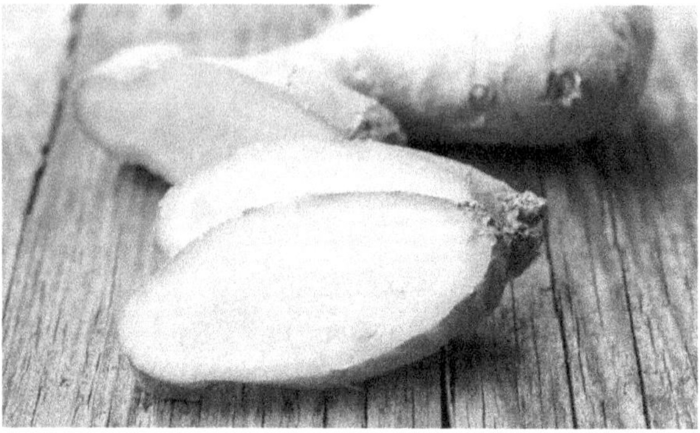

આદુમાં જૈવિક સક્રિય પદાર્થ જીંજરોલ હોવાથી તેમાં બળતરા વિરોધી અને ફૂગ વિરોધી ગુણધર્મો હોય છે. આ ચેપનું જોખમ ઘટાડવામાં અને ગળાના દુખાવામાં રાહત આપવામાં મદદ કરે છે. તે શરદી અને અન્ય ઘણા શ્વસન ચેપ, જેમ કે રાઇનોવાયરસ અને હ્યુમન રેસ્પિરેટરી સિન્સિટીયલ વાયરસ (HRSV) નું કારણ બનેલા વાયરસ સામે લડવામાં પણ મદદ કરે છે. આદુ એક શક્તિશાળી એન્ટીઑકિસડન્ટ છે અને કુદરતી રીતે તમારી રોગપ્રતિકારક શક્તિ વધારે છે. શિયાળામાં દરરોજ સવારે આદુની ચા પીવા થી તમને ગરમ રહેવામાં અને શરદીથી બચવામાં મદદ મળે છે.

5. અળસી

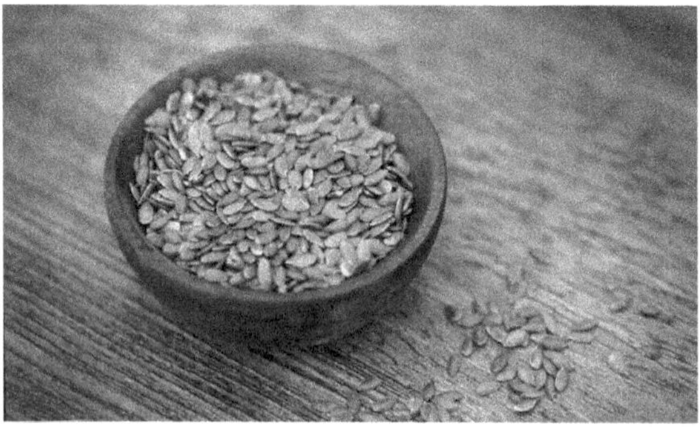

અળસી માં ઓમેગા-3 ફેટ ભરપૂર માત્રામાં હોય છે, જે તમારા શરીરને બેક્ટેરિયા અને વાયરસથી બચાવવામાં મદદ કરે છે, તમારી રોગપ્રતિકારક શક્તિમાં સુધારો કરે છે. અળસી ના બીજમાં સૌથી વધુ માત્રામાં ડાયેટરી લિગ્નાન્સ હોય છે, જે ટ્યુમર કોષોના વિકાસ અને ફેલાવાને અટકાવીને કેન્સરને રોકવામાં મદદ કરે છે. તે આયર્નનો પણ એક મહાન સ્રોત છે, જે ખાતરી કરે છે કે તમારી રોગપ્રતિકારક શક્તિને ચેપ સામે લડવા માટે જરૂરી ઓક્સિજન મળતી રહે. અળસી માં રહેલા ઓમેગા-3 ફેટી એસિડ શરીરમાં બળતરા સામે લડે છે અને રુમેટોઇડ સંધિવા, સોરાયસિસ અને લ્યુપસ જેવા બળતરા રોગોને અટકાવે છે.

6. લાલ અને લીલા સિમલા મરચા

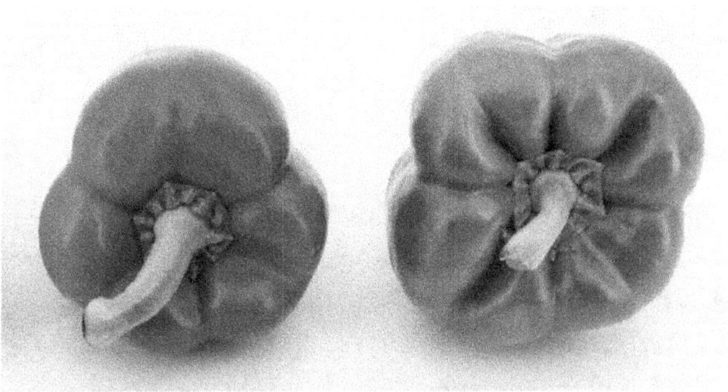

જો તમને લાગે છે કે નારંગી કે લીંબુ વિટામિન સી ના સૌથી સમૃદ્ધ સ્રોત છે, તો તમને જાણીને આશ્ચર્ય થશે કે શિમલા મરચામાં અન્ય કોઇપણ સાઇટ્રસ ફળો કરતાં બમણું વિટામિન સી હોય છે. તે બીટા-કેરોટીન (જેને તમારું શરીર વિટામિન એ માં રૂપાંતરિત કરે છે) નો પણ સમૃદ્ધ સ્રોત છે. શિમલા મરચામાં વિટામિન સી અને વિટામિન એ બંનેનું ઉચ્ચ સ્તર તમારી રોગપ્રતિકારક શક્તિને વધારે છે અને ઘણા ચેપી રોગો સામે રક્ષણ આપે છે. વિટામિન એ એક બળતરા વિરોધી વિટામિન છે જે સંધિવા અને સંપર્ક ત્વચાકોપની સારવાર અને

અટકાવવામાં મદદ કરે છે. રાંધેલા શિમલા મરચા ખાઓ, કારણ કે જ્યારે કેપ્સિકમ રાંધવામાં આવે છે ત્યારે તેમાં વિટામિન સીનું પ્રમાણ વધી જાય છે.

7. કાજુ

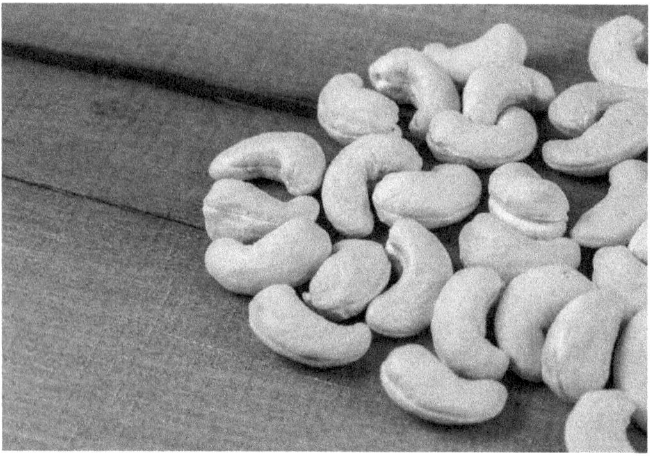

કાજુ ઝીંક અને કોપરનો ઉત્તમ સ્ત્રોત છે. ઝીંક રોગપ્રતિકારક કોષો અને એન્ટીઑકિસડન્ટ ઉત્સેચકોના ઉત્પાદનમાં મહત્વપૂર્ણ ભૂમિકા ભજવે છે જે રોગ અને ચેપ સામે લડવામાં મદદ કરે છે. કાજુમાં એન્ટીઑકિસડન્ટ અસરો હોય છે જે તમારા શરીરને ઓક્સિડેટીવ નુકસાન સામે લડવામાં મદદ કરે છે. તે વિટામિન કે થી ભરપૂર હોવાથી ઘા રૂઝવાની પ્રક્રિયાને ઝડપી બનાવે છે. કાજુમાં રહેલું વિટામિન ઈ તમારા શરીરમાં બળતરા ઘટાડવામાં મદદ કરે છે. સગર્ભા સ્ત્રીઓએ ચોક્કસપણે કાજુ ખાવા જોઈએ કારણ કે તે બાળકના વિકાસમાં મદદ કરે છે.

8. પપૈયા

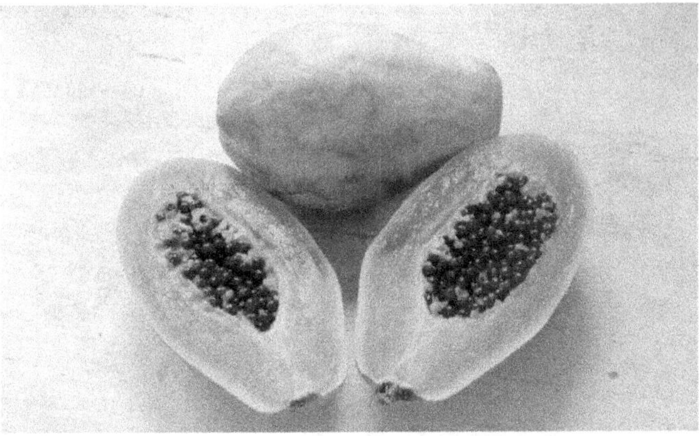

પપૈયા માં એન્ટીઑક્સિડન્ટ અને ઇમ્યુનોસ્ટીમ્યુલન્ટ અસરો હોય છે જે ઓક્સિડેટીવ તણાવ ઘટાડે છે અને રોગપ્રતિકારક શક્તિના કાર્યમાં સુધારો કરે છે. પપૈયા માં કેરોટીનોઇડ્સ, ખાસ કરીને લાઇકોપીન તરીકે ઓળખાતા શક્તિશાળી એન્ટીઑક્સિડન્ટ હોય છે. કેરોટીનોઇડ્સ શરીરમાં વિટામિન એ માં રૂપાંતરિત થાય છે અને રોગપ્રતિકારક શક્તિને નિયંત્રિત કરવામાં મદદ કરે છે. પપૈયા વિટામિન બી, સી અને કે નો સારો સ્ત્રોત પણ છે અને તેને એક ઉત્તમ રોગપ્રતિકારક શક્તિ બૂસ્ટર તરીકે ઓળખવામાં આવે છે. તે વૃદ્ધત્વ પ્રક્રિયાને ધીમી કરે છે અને તમારી ત્વચાને વધુ યુવાન અને કોમળ દેખાવામાં મદદ કરે છે. એક મધ્યમ કદનું પપૈયા વિટામિન એ ની તમારી દૈનિક જરૂરિયાત પૂરી કરી શકે છે.

9. દહીં

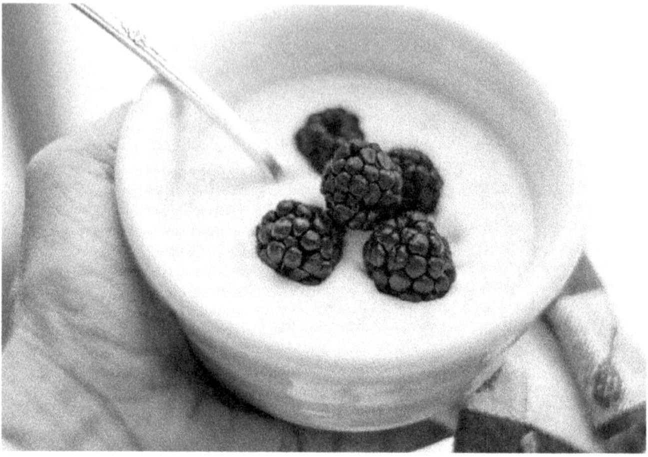

એવું કહેવાય છે કે તમારા આંતરડા જેટલા સ્વસ્થ હશે, તેટલી તમારી રોગપ્રતિકારક શક્તિ વધુ સારી હશે. દહીં પ્રોબાયોટિકનું ઉત્તમ ઉદાહરણ છે. દહીંમાં પ્રોબાયોટિક્સ, અથવા સારા બેક્ટેરિયા હોય છે, જેને લેક્ટોબેસિલસ કહેવાય છે, જે તમારા આંતરડાને સ્વસ્થ રાખવામાં અને તમારી રોગપ્રતિકારક શક્તિને વધારવામાં મદદ કરે છે. દહીંમાં વિટામિન અને પ્રોટીન પણ ભરપૂર માત્રામાં હોય છે. તેની રોગપ્રતિકારક શક્તિને ઉત્તેજિત કરતી અસરને કારણે, તે ચેપ, પેટના વિકારો, કેન્સર અને અસ્થમા જેવા રોગો સામે લડવામાં મદદ કરે છે. તે વૃદ્ધ લોકો માટે ખૂબ જ ફાયદાકારક છે. સાદા દહીં ખાઓ, ફ્લેવર વાળું દહીં નહીં, અને તેને તમારા બપોરના ભોજનમાં ખાઓ.

10. ગ્રીન ટી (લીલી ચા)

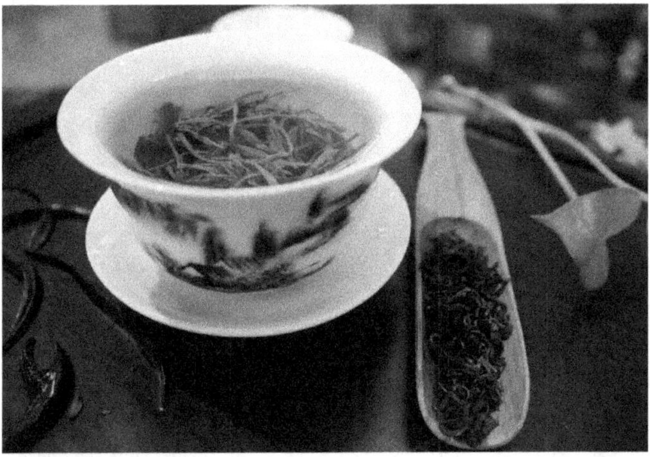

લીલી ચાનો ઉલ્લેખ કર્યા વિના આ યાદી અધૂરી છે. તેમાં બે શક્તિશાળી એન્ટીઑકિસડન્ટો - પોલીફેનોલ્સ અને ફ્લેવોનોઇડ્સ - ની ઉચ્ચ સામગ્રી ગ્રીન ટીને તમારી રોગપ્રતિકારક શક્તિ વધારવા માટે રત્ન બનાવે છે. આ એન્ટીઑકિસડન્ટો શરીરમાં મુક્ત રેડિકલ સામે લડે છે અને તમારા આયુષ્યને લંબાવે છે.

મુક્ત રેડિકલ એ પ્રક્રિયાના ઉપ-ઉત્પાદનો છે જેના દ્વારા કોષો શરીરમાં ઊર્જા ઉત્પન્ન કરવા માટે ઓક્સિજનનો ઉપયોગ કરે છે. ઓછા અથવા મધ્યમ સ્તરે, મુક્ત રેડિકલ હાનિકારક હોય છે, પરંતુ મોટી સંખ્યામાં તેઓ ઓક્સિડેટીવ તણાવ (મહત્વપૂર્ણ પરિભાષા વિભાગમાં અર્થ જુઓ) નું કારણ બને છે, એક હાનિકારક પ્રક્રિયા જે બધા કોષોની રચનાને નુકસાન પહોંચાડે છે. ઓક્સિડેટીવ તણાવ સંધિવા, સ્વયંપ્રતિરક્ષા વિકૃતિઓ, કેન્સર, વૃદ્ધત્વ, રક્તવાહિની અને ન્યુરોડિજનરેટિવ રોગોના વિકાસમાં મહત્વપૂર્ણ ભૂમિકા ભજવે છે.

ગ્રીન ટી ના શક્તિશાળી એન્ટીઑકિસડન્ટો આ મુક્ત રેડિકલ્સ નો નાશ કરે છે. અને શરદી, આર્થરિટિસ, વૃદ્ધત્વ અને કેન્સર જેવા રોગો

સામે લડવામાં મદદ કરે છે. જો તમે હજુ સુધી ગ્રીન ટી પીવાનું શરૂ કર્યું નથી, તો તમારે હમણાં જ પીવાનું શરૂ કરી દેવું જોઇએ!

નિષ્કર્ષ

આ ખોરાક ચોક્કસપણે તમારી રોગપ્રતિકારક શક્તિને વધારે છે, પરંતુ તમારી રોગપ્રતિકારક શક્તિને સ્વસ્થ રાખવા માટે સ્વસ્થ જીવનશૈલી જાળવવી પણ મહત્વપૂર્ણ છે, જેમાં પૂરતી ઊંઘ લેવી, યોગાસન કરવું, સવારની ચાલવું અને તમારા તણાવને નિયંત્રિત કરવો શામેલ છે. અલબત્ત, તમારી રોગપ્રતિકારક શક્તિ વધારવા માટે આહાર પૂરવણીઓ ઉપલબ્ધ છે, પરંતુ તેમની અસરકારકતા મર્યાદિત છે. કુદરતી રીતે જીવવાની સારી વાત એ છે કે તે કોઇપણ આડઅસર વિના બધા ફાયદા પૂરા પાડે છે. મોટાભાગના રોગપ્રતિકારક શક્તિ વધારતા ખોરાક તમારી ત્વચા અને વાળના સ્વાસ્થ્યમાં પણ સુધારો કરે છે, તેથી તેને ખાવા ફાયદાકારક છે.

4

મહત્તમ સ્વાસ્થ્ય લાભ માટે આ 10 પોષક તત્વોનું મિશ્રણ ખાઓ

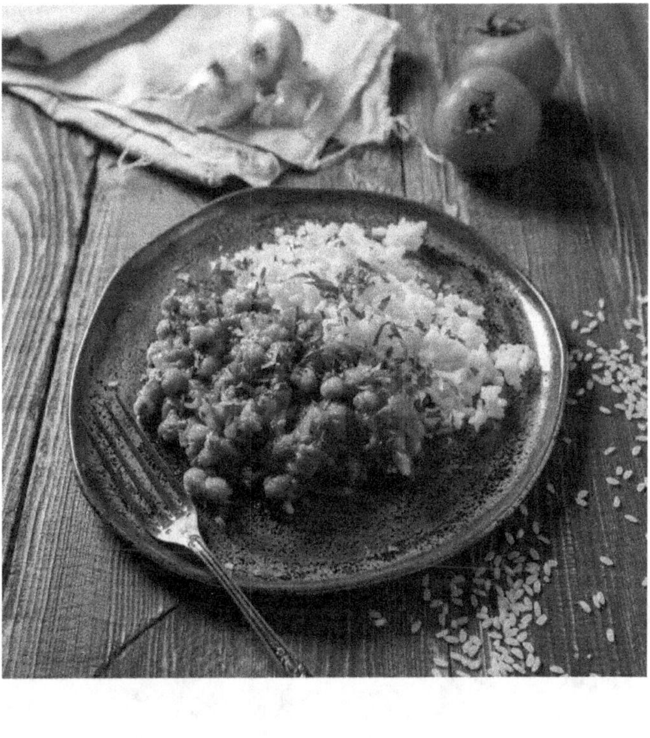

સ્વાસ્થ્ય લાભો પૂરા પાડવા માટે તમારા શરીર દ્વારા પોષક તત્વોનું પૂરતું શોષણ થવું જરૂરી છે. કેટલાક પોષક તત્વો તમારા શરીરમાંથી ઝડપથી શોષાયા વિના બહાર નીકળી જાય છે, અને તમને તેમના સ્વાસ્થ્ય લાભો મળતા નથી. વિવિધ પરિબળો પોષક તત્વોના શોષણને અસર કરે છે. ખોરાકને તમારા શરીરમાં શોષવા માટે અનુકૂળ વાતાવરણ અને ચોક્કસ વિટામિન અને ખનિજોની હાજરીની જરૂર હોય છે. જો ખોરાક શોષાય નહીં, તો તમને સ્વાસ્થ્ય લાભો મળતા નથી. સદભાગ્યે, તમે ખોરાકને અન્ય ખોરાક સાથે જોડીને તેનું શોષણ વધારી શકો છો જે તેમના શોષણ માટે જરૂરી વાતાવરણ પૂરું પાડે છે અને તેમના ચયાપચયને અટકાવે છે, જેનાથી લોહીમાં શોષણ માટે વધુ પોષક તત્વો ઉપલબ્ધ થાય છે. આ ખોરાક એકસાથે ખાવાથી મહત્તમ સ્વાસ્થ્ય લાભ મળે છે.

મહત્તમ સ્વાસ્થ્ય લાભ માટે તમારે ખાવા જોઈએ તેવા 10 પોષક તત્વોના સંયોજનો નીચે આપેલ છે.

1. આયર્ન સાથે વિટામિન સી

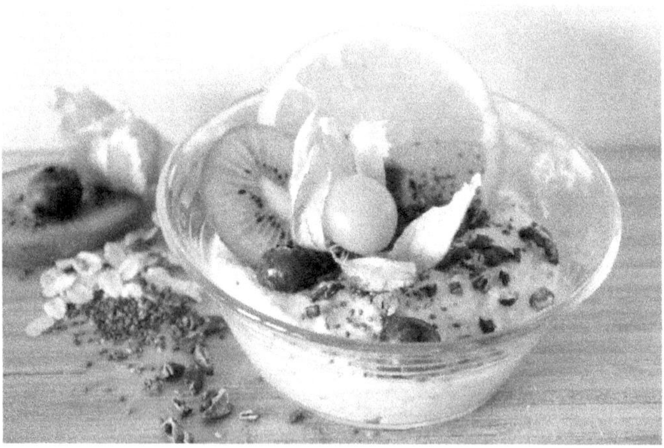

લોહીના ઉત્પાદન માટે આયર્ન એક આવશ્યક પોષક તત્વ છે. લાલ રક્તકણોમાં હિમોગ્લોબિન લગભગ 70 ટકા હોય છે. હિમોગ્લોબિન ફેફસાંમાંથી શરીરના અવયવોમાં લોહી દ્વારા ઓક્સિજન પહોંચાડે છે. આયર્નની ઉણપથી એનિમિયા થઇ શકે છે. આનાથી હૃદયની સમસ્યાઓ થઈ શકે છે. જો તમે ખૂબ ઓછા આયર્નયુક્ત ખોરાક ખાઓ છો, અથવા જો આયર્ન યોગ્ય રીતે શોષાય નહીં, તો તમને આયર્નની ઉણપ પણ થઇ શકે છે. જ્યારે તમે આયર્ન સાથે વિટામિન સીનું સેવન કરો છો, ત્યારે તે આયર્ન સાથે જોડાય છે, તેની સ્થિરતા અને દ્રાવ્યતામાં વધારો કરે છે. એકવાર આયર્ન વધુ દ્રાવ્ય બની જાય છે, તે આંતરડામાં મ્યુકસ મેમ્બ્રેન દ્વારા શરીરમાં વધુ સરળતાથી શોષાય છે, જેનાથી તમે આયર્નના સંપૂર્ણ સ્વાસ્થ્ય લાભો મેળવી શકો છો.

આયર્ન ના વધુ સારા શોષણ માટે આ ખાદ્ય સંયોજનો ખાઓ:

૧. લીંબુ નો રસ અને પાલક

પાલક રાંધતી વખતે લીંબુ નો રસ ઉમેરવાથી તેનો ઘેરો લીલો રંગ જળવાઇ રહેશે અને આયર્ન નું શોષણ પણ વધશે.

૨. લીંબુ નો રસ અને સ્પ્રાઉટસ્

૩. ટામેટાં અને દાળ

૪. નારંગી અને ઓટ્સ

૫. ટામેટાં અને બીટ

2. કેલ્શિયમ સાથે વિટામિન ડી

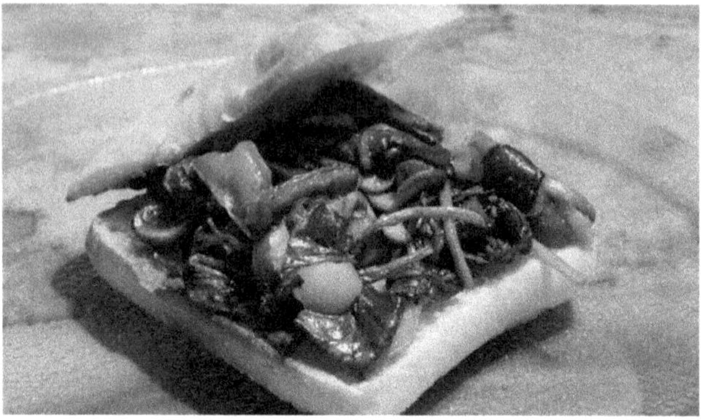

કેલ્શિયમ અને વિટામિન ડી બંને તમારા હાડકાના સ્વાસ્થ્ય માટે મહત્વપૂર્ણ છે. ફક્ત તમારા હાડકાં જ નહીં, પરંતુ તમારા હૃદય, સ્નાયુઓ અને ચેતાને પણ યોગ્ય રીતે કાર્ય કરવા માટે કેલ્શિયમની જરૂર હોય છે. તમે કદાચ જોયું હશે કે કેલ્શિયમની ગોળીઓ હંમેશા વિટામિન ડી સાથે સંયોજનમાં આવે છે. આનું એક સારું કારણ છે. વિટામિન ડી એક ચરબીમાં દ્રાવ્ય પોષક તત્વો છે જે આંતરડામાં કેલ્શિયમનું શોષણ વધારે છે. વિટામિન ડી સાથે કેલ્શિયમનું મિશ્રણ તમને ફક્ત ઓસ્ટીયોપોરોસિસ અને હાડકાના રોગથી જ બચાવી શકતું નથી, પરંતુ આ મિશ્રણ ડાયાબિટીસ, હાઇ બ્લડ પ્રેશર અને કેન્સર સામે પણ રક્ષણ આપે છે.

કેલ્શિયમ ના વધુ સારા શોષણ માટે આ ખાધ સંયોજનો ખાઓ:

૧. સવારે ૧૦ થી ૧૫ મિનિટ સુધી સૂર્યસ્નાન કરો, ત્યારબાદ એક ગ્લાસ દૂધ પીવો.

૨. મશરૂમ્સ અને સોયાબીન

૩. દહીં અને બદામ

૪. મશરૂમ્સ અને ઘાટા પાંદડાવાળા લીલા શાકભાજી

૫. સોઉર ક્રીમ અને બ્રોકોલી

3. હળદર સાથે કાળા મરી

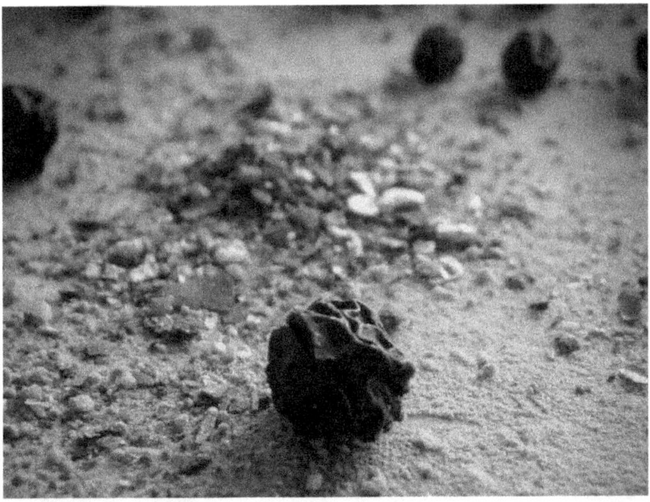

હળદરમાં રહેલા કર્ક્યુમિન ના અનેક સ્વાસ્થ્ય લાભો છે. કર્ક્યુમિન ની સમસ્યા એ છે કે તે શરીર દ્વારા નબળી રીતે શોષાય છે. વધુમાં, તે શરીરમાં ઝડપથી ચયાપચય પામે છે, જેના કારણે તે શરીર થી ઝડથી બહાર નીકળી જાય છે. પરિણામે, તમે તેના સ્વાસ્થ્ય લાભો મેળવી શકતા નથી. હળદર અને કાળા મરીને ભેળવીને, તમે કર્ક્યુમિનની જૈવઉપલબ્ધતા વધારી શકો છો. કાળા મરીમાં પાઇપેરિન નામનું સક્રિય ઘટક હોય છે, જે કર્ક્યુમિન ને પાચન ઉત્સેચકોથી રક્ષણ આપે છે. આ તેના પાચન ને ધીમું કરે છે. પરિણામે, કર્ક્યુમિન લાંબા સમય સુધી લોહીમાં રહે છે. આ કર્ક્યુમિન શોષણમાં નોંધપાત્ર વધારો કરે છે, જે તેને શરીર માટે ઉપયોગમાં લેવા માટે વધુ સરળતાથી ઉપલબ્ધ બનાવે છે.

4. વિટામિન એ સાથે ઝીંક

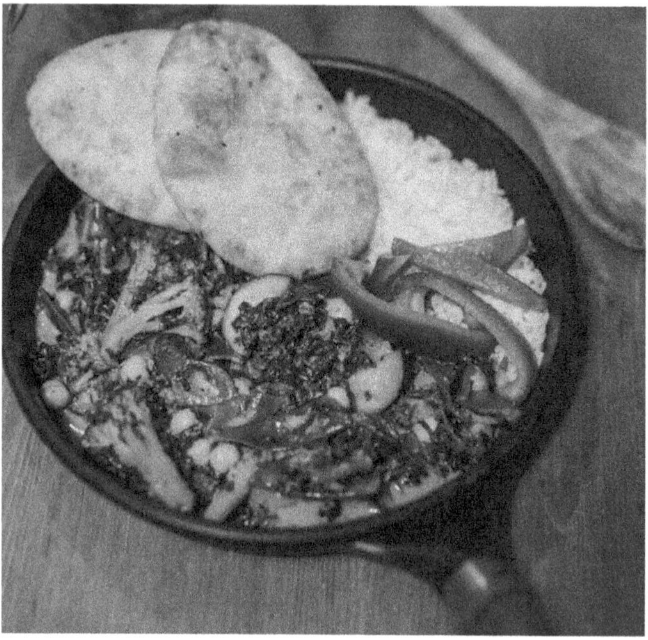

વિટામિન એ માત્ર રાત્રિ અંધત્વ અટકાવવા માટે જ મહત્વપૂર્ણ નથી, પરંતુ તે સ્વસ્થ વિકાસને પણ પ્રોત્સાહન આપે છે અને રોગપ્રતિકારક શક્તિ વધારવામાં મહત્વપૂર્ણ ભૂમિકા ભજવે છે. શરીરમાં ઝીંકની ઉપલબ્ધતા વિટામિન એ ના શોષણ પર ખૂબ અસર કરે છે. શરીરમાં વિટામિન એ ના શોષણ, પરિવહન અને ઉપયોગમાં ઝીંક મહત્વપૂર્ણ ભૂમિકા ભજવે છે. જ્યારે તમારા શરીરમાં ઝીંકની ઉણપ હોય, ત્યારે તે લીવરમાંથી શરીરના પેશીઓમાં વિટામિન એ ના પરિવહનની ગતિને અસર કરે છે. ઝીંક રેટિનોલ (વિટામિન એ) ના રેટિનામાં રૂપાંતરને પણ નિયંત્રિત કરે છે, જેના માટે ઝીંક-આધારિત એન્ઝાઇમની ક્રિયા જરૂરી છે. તેથી, જો તમે ઝીંક-સમૃદ્ધ ખોરાક સાથે વિટામિન A-સમૃદ્ધ ખોરાક ખાઓ, તો તમને વિટામિન એ ના મહત્તમ સ્વાસ્થ્ય લાભો મળશે.

વિટામિન એ ના વધુ સારા શોષણ માટે આ ખોરાક ના સંયોજનો ખાઓ:

૧. કાજુ અને ગાજર નો હલવો

૨. કઠોળ (રાજમા, ચણા) અને પાલક

૩. સૂકા ફળો અને કેરી નો રસ

૪. સ્વિસ ચીઝ અને શક્કરિયા

૫. ઓટ્સ અને પપૈયા

5. લીલી ચા સાથે લીંબુ

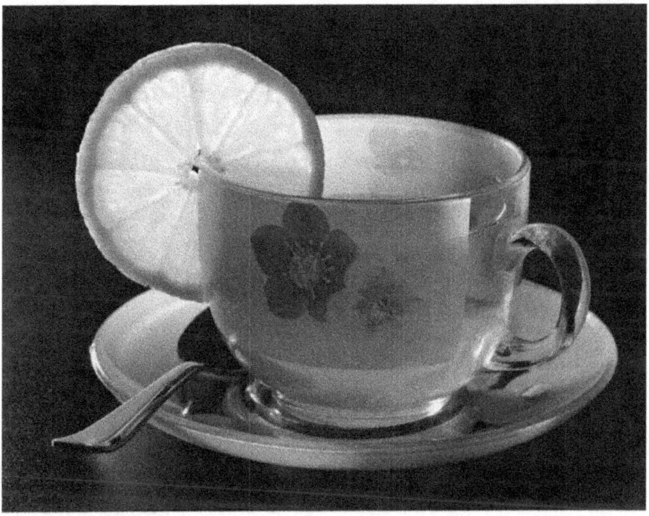

લીલી ચા કેટેચિનથી ભરપૂર હોય છે, જે પોલિફેનોલ છે જેમાં શક્તિશાળી એન્ટીઑક્સિડન્ટ, બળતરા વિરોધી અને એન્ટીબેક્ટેરિયલ ગુણધર્મો હોય છે. કેટેચિન બ્લડ પ્રેશર અને ખાંડના સ્તરમાં સુધારો કરે છે, કોષોને નુકસાનથી બચાવે છે અને કેન્સરને રોકવામાં ખૂબ અસરકારક છે. લીલી ચામાં રહેલા કેટેચિન આંતરડામાં

પ્રમાણમાં અસ્થિર હોય છે. વિટામિન સીથી ભરપૂર ખોરાક, જેમ કે સાઇટ્રસ ફળો, શોષણ માટે ઉપલબ્ધ કેટેચિનની માત્રામાં વધારો કરે છે. વિટામિન સી આંતરડામાં તેમના અધોગતિને રોકવા માટે કેટેચિન સાથે ક્રિયાપ્રતિક્રિયા કરે છે. પરિણામે, શોષણ માટે વધુ કેટેચિન ઉપલબ્ધ થાય છે. તેથી, તમારી લીલી ચામાં લીંબુનો રસ ઉમેરવાનું ભૂલશો નહીં, કારણ કે તમારી લીલી ચામાં લીંબુ ઉમેરવાથી કેટેચિનનું શોષણ પાંચ ગણું વધારે થાય છે.

6. ફાયટિક એસિડ અને પાણી

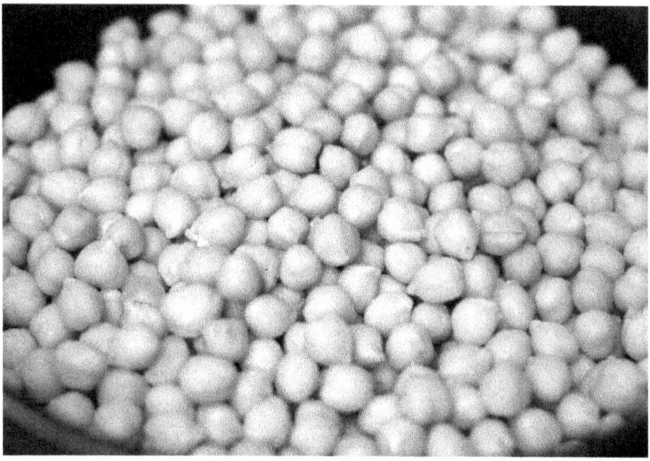

આખા અનાજ, કઠોળ અને નટ્સ જેવા છોડ આધારિત ખોરાકમાં ફાયટીક એસિડ હોય છે, જે આયર્ન, ઝીંક, કેલ્શિયમ અને મેંગેનીઝ જેવા ખનિજો સાથે જોડાય છે, જે તેમના શોષણને અટકાવે છે. જ્યારે ફાયટીક એસિડ આ ખનિજો સાથે જોડાય છે, ત્યારે તે ફાયટેટ્સ બનાવે છે, અને આપણા શરીરમાં કોઇ ઉત્સેચકો નથી જે ફાયટેટ્સને તોડીને આ ખનિજોને મુક્ત કરી શકે. તેથી, તમને આ ખનિજોના સંપૂર્ણ સ્વાસ્થ્ય લાભ મળતા નથી. સદનસીબે, આ સમસ્યાનો એક સરળ ઉકેલ એ છે કે તેમને પાણીમાં પલાળી રાખો! પાણીમાં પલાળીને

ફાયટીક એસિડ ઓગળી જાય છે. તમારે ફાયટીક એસિડ ધરાવતા ખોરાકને રાતોરાત (અથવા ઓછામાં ઓછા 3-4 કલાક માટે) પાણીમાં પલાળી રાખવા જોઇએ. આ ખનિજોની જૈવઉપલબ્ધતા વધારે છે અને પેટની તકલીફ ઘટાડે છે.

વધુ સારા શોષણ માટે તમારે કયા ખોરાક ને પલાળી રાખવા જોઇએ:

૧. નટ્સ (બદામ, મગફળી, અખરોટ અને અન્ય)

૨. કઠોળ (રાજમા, ચણા અને વટાણા)

૩. ચોખા

૪. ઘઉં નો ભૂસો

૫. તલ

7. ઓલિવ તેલ સાથે ટામેટાં

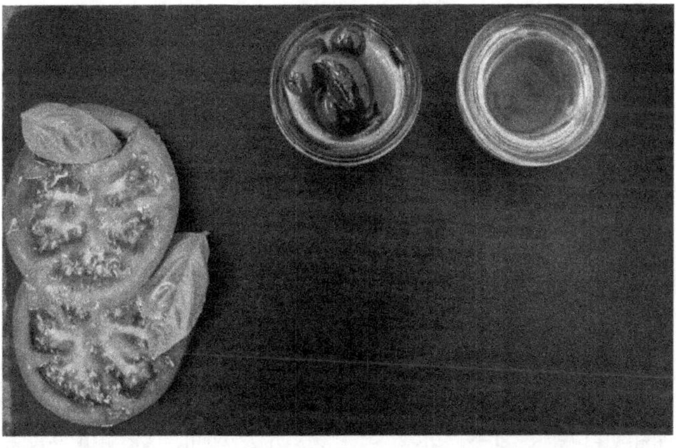

ટામેટાંમાં લાઇકોપીન નામનું મુખ્ય કેરોટીનોઇડ હોય છે. ટામેટાંમાં રહેલું એન્ટીઑકિસડન્ટ લાઇકોપીન હૃદય રોગ અને ચોક્કસ પ્રકારના કેન્સરનું જોખમ ઘટાડી શકે છે. લાઇકોપીન એક ચરબીમાં દ્રાવ્ય સંયોજન છે, જેનો અર્થ છે કે તે સ્વસ્થ ચરબીની હાજરીમાં વધુ સારી

રીતે શોષાય છે. ઓલિવ તેલમાં રાંધેલા ટામેટાં ખાવાથી લાઇકોપીનનું શોષણ ખૂબ વધે છે અને તમારા કોષોને મુક્ત રેડિકલથી રક્ષણ મળે છે. મુક્ત રેડિકલ વૃદ્ધત્વ, હૃદય રોગ, કેન્સર અને અન્ય રોગોનું મુખ્ય કારણ છે.

8. ફોલેટ સાથે વિટામિન B12

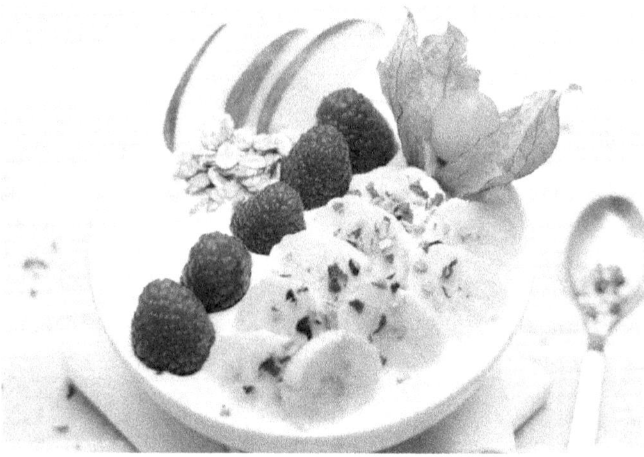

ફોલેટ (ફોલિક એસિડ અથવા વિટામિન B9), જ્યારે એકલા લેવામાં આવે છે, ત્યારે તે વિટામિન B12 ની ઉણપના લક્ષણોને છુપાવી શકે છે. સમસ્યા એ છે કે લક્ષણો વિના, વિટામિન B12 ની ઉણપ શોધી શકાતી નથી. આ નિદાનમાં વિલંબ કરી શકે છે અને ચેતાને નુકસાન થવાનું જોખમ વધારી શકે છે. આ કારણોસર, આ બે વિટામિન ઘણીવાર એકસાથે લેવામાં આવે છે. વધુમાં, ફોલેટ વિટામિન B12 સાથે મળીને કામ કરે છે જેથી લાલ રક્તકણો બનાવવામાં મદદ મળે અને શરીરને આયર્નને યોગ્ય રીતે પ્રક્રિયા કરવામાં મદદ મળે. ફોલેટ અને વિટામિન B12 એકસાથે (વિટામિન B6 સાથે) હોમોસિસ્ટીનનું સ્તર ઘટાડવામાં મદદ કરે છે. અભ્યાસો દર્શાવે છે કે હોમોસિસ્ટીન (એક એમિનો એસિડ) નું ઉચ્ચ સ્તર હૃદય રોગ સાથે જોડાયેલું છે અને હાર્ટ એટેક અને સ્ટ્રોક માટે જોખમી પરિબળ હોઇ શકે છે. જો તમે

ફોલેટ અને વિટામિન B12 થી ભરપૂર ખોરાક એકસાથે ખાઓ છો, તો તમે ક્યારેય ફોલેટ અથવા વિટામિન B12 ની ઉણપથી પીડાશો નહીં, અને તમે ક્યારેય હતાશ નહીં થાઓ કારણ કે આ બંને વિટામિન એકસાથે ખાવાથી રોગપ્રતિકારક શક્તિ વધે છે અને મૂડ સુધરે છે.

મહત્તમ સ્વાસ્થ્ય લાભો માટે ફોલેટ અને વિટામિન B12 ના આ સંયોજનો ખાઓ:

૧. દહીં અને કેળા

૨. શિતાકે મશરૂમ અને ઘાટા પાંદડાવાળા લીલા શાકભાજી

3. દૂધ અને બદામ

૪. દહીં અને ભીંડા

૫. વ્હેય* અને દાળ

*વ્હેય એ પનીર બનાવવાની પ્રક્રિયાનું એક આડપેદાશ છે. દૂધને પનીર માં પ્રોસેસ કરીને ગાળી લીધા પછી બચેલું પ્રવાહી છે. દાળને સાદા પાણીને બદલે વ્હેય માં રાંધો, અથવા લોટ ભેળવતી વખતે સાદા પાણી ની જગ્યાએ તેનો ઉપયોગ કરો.

9. કઠોળ સાથે ચોખા (સંપૂર્ણ પ્રોટીન)

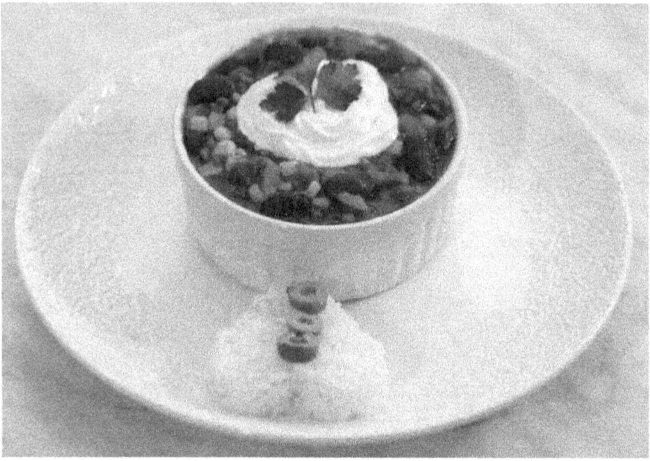

માનવ શરીરને નવ આવશ્યક એમિનો એસિડની જરૂર હોય છે, જેનો અર્થ એ છે કે તમારે તેમને ખોરાક દ્વારા મેળવવા પડશે કારણ કે શરીર તેમને પોતાની જાતે બનાવી શકતું નથી. સંપૂર્ણ પ્રોટીન એટલે પ્રોટીનનો એવો ખોરાક સ્ત્રોત જેમાં નવ આવશ્યક એમિનો એસિડમાંથી દરેક પૂરતા પ્રમાણમાં હોય. બધા પ્રોટીન સ્ત્રોતો સંપૂર્ણ પ્રોટીન નથી હોતા, ખાસ કરીને શાકાહારી પ્રોટીન સ્ત્રોતો. આનો અર્થ એ નથી કે શાકાહારી બનવાથી તમે એમિનો એસિડથી વંચિત રહી જશો. યોગ્ય ખોરાકના સંયોજનો ખાઈને તમે બધા આવશ્યક એમિનો એસિડ મેળવી શકો છો. એક સારું ઉદાહરણ ચોખા અને કઠોળ (કિડની બીન્સ અને ચણા) છે. ચોખા અને કઠોળ એકસાથે સંપૂર્ણ પ્રોટીન બનાવે છે કારણ કે જ્યારે એકસાથે ખાવામાં આવે છે, ત્યારે તેઓ માનવ આહારમાં જરૂરી બધા નવ આવશ્યક એમિનો એસિડ પૂરા પાડે છે.

કઠોળ લાયસિન નામના એમિનો એસિડથી ભરપૂર હોય છે પરંતુ તેમાં મેથિઓનાઇન નામના એમિનો એસિડનો અભાવ હોય છે. ચોખામાં મેથિઓનાઇનનું પ્રમાણ વધુ હોય છે પરંતુ એમિનો એસિડ લાયસિનનો અભાવ હોય છે. જ્યારે ચોખા અને કઠોળ (જેમ કે રાજમા અને ચણા)

એકસાથે ખાવામાં આવે છે, ત્યારે આ મિશ્રણ દરેક એમિનો એસિડ પૂરું પાડે છે જેનો બીજામાં અભાવ હોય છે, જે તેને ઉચ્ચ ગુણવત્તાવાળા પ્રોટીન બનાવે છે. અહીં કેટલાક વધુ ઉચ્ચ-પ્રોટીન ખોરાક સંયોજનો છે.

સંપૂર્ણ પ્રોટીન મેળવવા માટે આ ખાદ્ય સંયોજનો ખાઓ:

૧. રાજમા અને ચોખા

૨. લીલા વટાણા અને દાળ

૩. મકાઇ અને મિશ્ર કઠોળ

૪. દાળ અને ભૂરા ચોખા

૫. કોબી અને ઘઉં

10. વિટામિન એ, ડી, ઇ, અને કે અને સ્વસ્થ ફેટ

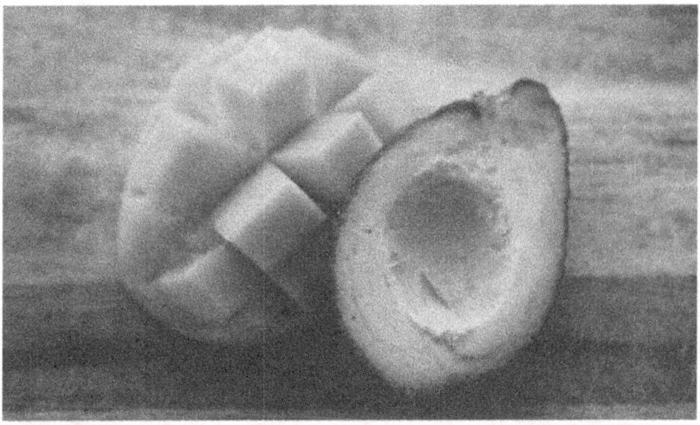

વિટામિન એ , ડી, ઇ, અને કે બધા ચરબી-દ્રાવ્ય વિટામિન છે. આ ચરબી-દ્રાવ્ય વિટામિન્સ શરીર દ્વારા યોગ્ય રીતે શોષાય તે માટે ચરબીની ઉપલબ્ધતા જરૂરી છે. એક જ સમયે થોડી ચરબી ખાધા વિના તમારું શરીર તેમને અસરકારક રીતે શોષી શકતું નથી. ચરબી-દ્રાવ્ય વિટામિન ધરાવતા ખોરાકના કેટલાક ઉદાહરણો છે: **વિટામિન**

એ - કેરી, લાલ સિમલા મરચા, શક્કરીયા અને મોટાભાગના રંગબેરંગી શાકભાજી; **વિટામિન ડી** - દૂધ અને દૂધના ઉત્પાદનો; **વિટામિન ઇ** - બદામ, મગફળી, સૂર્યમુખીના બીજ; અને **વિટામિન કે** - કોબીજ, પાલક અને કાલે જેવા પાંદડાવાળા લીલા શાકભાજી.

ફેટ-દ્રાવ્ય વિટામિન ના વધુ સારા શોષણ માટે આ ખોરાક ના સંયોજનો ખાઓ:

૧. બદામનો મિલ્કશેક

૨. ગાયના ઘીમાં શેકેલા સૂકા ફળો

૩. પાલક અને સરસવનું તેલ

૪. કેરી અને એવોકાડો

૫. સૂકા ફળો અને અળસી

નોંધ: આ પોષક તત્વોના સંયોજનોથી બનેલી વાનગીઓ માટે, "રાઇટ ન્યુટ્રિઅન્ટ કોમ્બિનેશન્સ કુકબુક" વાંચો.

નિષ્કર્ષ

ઉપર જણાવેલ ખાદ્ય સંયોજનો ખાવાનું બહુ મુશ્કેલ નથી. તમે કદાચ આમાંથી કેટલાક ખાદ્ય સંયોજનો પહેલાથી જ ખાતા હશો, જ્યારે અન્ય તમારા માટે નવા હોઇ શકે છે. તમારા સ્વાદની કળીઓ સાથે પ્રયોગ કરવાનો સમય આવી ગયો છે. જો તમે આ પોષક તત્વોને મિશ્રિત કરતી નવી વાનગી લઇને આવો છો, તો મને જણાવો. મને પણ તે અજમાવવાનું ગમશે.

5

સ્વસ્થ અને રોગ મુક્ત જીવન માટે આહાર યોજના

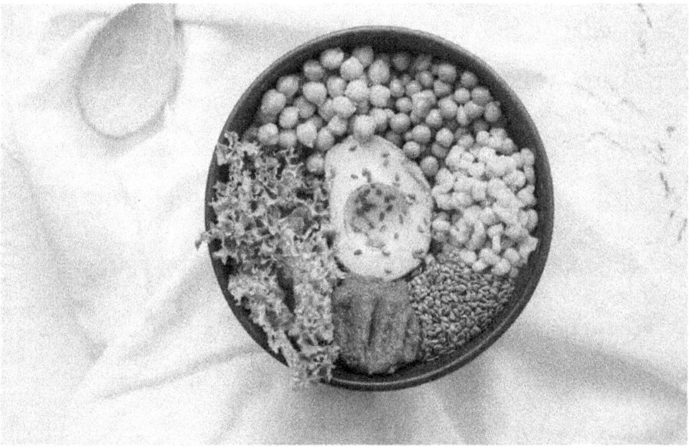

✓ ખાલી પેટે લીંબુ પાણી પીવો.

✓ દરરોજ આખી રાત પલાળેલા ડ્રાય ફ્રૂઈટ્સ ખાઓ.

- શિયાળા માં, 8 બદામ, 6 કાજુ, 6 પિસ્તા, 8 કિસમિસ, 2 અંજીર અને 4 ખજૂર ખાઓ.
- ઉનાળામાં, 5-6 બદામ, 4 કાજુ, 4 પિસ્તા, 4 કિસમિસ, 1 અંજીર અને 2 ખજૂર આખી રાત પલાળેલા ખાઓ.

- ✓ લીલી ચા લીંબુના રસ સાથે પીવો. જો તમે તેને મધુર બનાવવા માંગતા હો, તો ખાંડને બદલે ગોળનો ઉપયોગ કરો.
- ✓ દરરોજ થોડા અળસી ખાઓ.
- ✓ વિવિધ પ્રકારના સ્પ્રાઉટ્સ ખાઓ.
- ✓ ઘઉંના લોટમાં જવનો લોટ 7:1 ના પ્રમાણમાં મિક્સ કરો. 1 કિલો જવનો લોટ 7 કિલો ઘઉંના લોટમાં મિક્સ કરો.
- ✓ પુષ્કળ પાણી પીઓ. પાણી તમારા લોહીમાંથી ઝેરી પદાર્થો પેશાબ દ્વારા બહાર કાઢવામાં મદદ કરે છે.
- ✓ અઠવાડિયામાં એકવાર ખાલી પેટે લસણની કળીનો ભૂકો ખાઓ.
- ✓ મેથીના દાણાને પીસીને રસોઇમાં મેથી પાવડરનો ઉપયોગ કરો.
- ✓ રસોઇમાં હળદર, તજ અને જીરું જેવા મસાલાનો ઉપયોગ કરો.
- ✓ રસોઇમાં રિફાઇન્ડ તેલને બદલે સરસવના તેલ જેવા અનરિફાઇન્ડ કોલ્ડ પ્રેસ્ડ તેલનો ઉપયોગ કરો.
- ✓ ત્રણ પ્રકારના તેલનો ઉપયોગ કરો: રસોઇ માટે સરસવનું તેલ, તળવા માટે સરસવનું તેલ અથવા રિફાઇન્ડ તેલ જેમ કે સોયાબીન તેલ, અને ધીમા રસોઇ માટે વધારાનું વર્જિન ઓલિવ તેલ. ડીપ ફ્રાય કરવા માટે એક્સ્ટ્રા વર્જિન ઓલિવ ઓઇલનો ઉપયોગ કરશો નહીં.
- ✓ પુષ્કળ મોસમી ફળો અને શાકભાજી ખાઓ. મોસમ વગરના ફળો અને શાકભાજી ટાળો, તેમાં પોષક તત્વો ઓછા હોય છે.
- ✓ તમારી ઉંમર ગમે તે હોય, દરરોજ એક ગ્લાસ દૂધ પીઓ. દૂધ ફક્ત બાળકો માટે જ નહીં પરંતુ તમામ ઉંમરના લોકો માટે જરૂરી છે.

મહત્વપૂર્ણ પરિભાષા

વિઠ્ડ્રવાલ સિમ્પ્ટમ્સ: માથાનો દુખાવો, ચિંતા અને અનિદ્રા સહિત વિવિધ પ્રકારની શારીરિક અથવા માનસિક અસરો, જે ત્યારે થાય છે જ્યારે કોઈ વ્યક્તિ ડ્રગનો વ્યસની હોય ત્યારે અચાનક તે લેવાનું બંધ કરી દે છે.

પોલીફેનોલ્સ: પોલીફેનોલ્સ એ ઓર્ગનિક સંયોજનો છે જે છોડમાં પુષ્કળ પ્રમાણમાં જોવા મળે છે. તાજેતરના દાયકાઓમાં તેઓ અભ્યાસનો મુખ્ય ક્ષેત્ર બની ગયા છે. સંશોધન સૂચવે છે કે પોલીફેનોલ્સ નું સેવન સ્વાસ્થ્યમાં મહત્વપૂર્ણ ભૂમિકા ભજવી શકે છે. તેઓ હૃદય રોગ અને કેન્સર સામે રક્ષણ આપી શકે છે, તેમજ ક્રોનિક રોગ, વજન, પાચન અને રક્ત ખાંડના સ્તરમાં સુધારો કરી શકે છે. લિગ્નાન્સ અને ફ્લેવોનોઇડ્સ છોડમાં જોવા મળતા પોલીફેનોલ્સના ઉદાહરણો છે અને વિવિધ સ્વાસ્થ્ય લાભો પ્રદાન કરે છે.

મુક્ત રેડિકલ: મુક્ત રેડિકલ એ શરીરમાં ઓક્સિડેટીવ પ્રક્રિયાઓ દ્વારા રચાયેલા ઇલેક્ટ્રોન છે. આ ઇલેક્ટ્રોન જોડી બનાવવાનું પસંદ કરે છે, તેથી તેઓ પ્રોટીન અને ડીએનએમાં રહેલા ઇલેક્ટ્રોન સાથે જોડાય છે અને તેમને નુકસાન પહોંચાડે છે.

એન્ટીઑક્સિડન્ટ્સ: શરીરમાં એન્ટીઑક્સિડન્ટો હોય છે જે મુક્ત રેડિકલને બનાવતી ઓક્સિડેટીવ પ્રક્રિયાને અટકાવીને તેમને તટસ્થ કરે છે.

ઓક્સિડેટીવ તણાવ: જ્યારે શરીરમાં મુક્ત રેડિકલ કુદરતી રીતે બનતા એન્ટીઑક્સિડન્ટો કરતાં વધી જાય છે, ત્યારે તેનું પરિણામ ઓક્સિડેટીવ તણાવ છે. આ અસંતુલન કોષો અને પેશીઓને નુકસાન પહોંચાડે છે, જેમાં ડીએનએ, પ્રોટીન અને લિપિડ્સનો સમાવેશ થાય

છે. તમારા ડીએનએને નુકસાન થવાથી કેન્સર, આર્થરાઇટિસ, ડાયાબિટીસ અને સ્ટ્રોક જેવા રોગોનું જોખમ વધે છે.

બળતરા: બળતરા એ હાનિકારક બેક્ટેરિયા અને વાયરસ પ્રત્યે શરીરનો પ્રતિભાવ છે અને કોષના નુકસાનના પ્રારંભિક કારણને દૂર કરે છે. શરીર ક્ષતિગ્રસ્ત કોષોને સુધારવા માટે શ્વેત રક્તકણો મુક્ત કરે છે. જ્યારે રોગપ્રતિકારક શક્તિ ભૂલથી સ્વસ્થ પેશીઓ પર હુમલો કરે છે, ત્યારે તે હાનિકારક અસામાન્ય બળતરાનું કારણ બને છે. અસામાન્ય બળતરા તણાવ, ધૂમ્રપાન અને દારૂના સેવનને કારણે થાય છે. અસામાન્ય બળતરા સાથે સંકળાયેલ રોગોના કેટલાક ઉદાહરણોમાં આર્થરાઇટિસ, સોરાયસિસ અને ઇરીટેબલ બોવેલ સિન્ડ્રોમ નો સમાવેશ થાય છે.

બળતરા વિરોધી: એવા પદાર્થો જે શરીરમાં બળતરા (લાલાશ, સોજો અને દુખાવો) ઘટાડે છે.

જૈવઉપલબ્ધતા: શરીરમાં પ્રવેશ્યા પછી તેની અસર દર્શાવવા માટે લોહીના પ્રવાહમાં પહોંચે છે તે પદાર્થનું વાસ્તવિક પ્રમાણ.

હાઇપરગ્લાયકેમિઆ: હાઇપરગ્લાયકેમિઆ એટલે લોહીમાં ખાંડ (ગ્લુકોઝ)નું ઊંચું સ્તર.

ઇમ્યુનોમોડ્યુલેટર્સ: ઇમ્યુનોમોડ્યુલેટર્સ એવા પદાર્થો છે જે રોગનિવારક લક્ષ્યો પ્રાપ્ત કરવા માટે રોગપ્રતિકારક તંત્રના પ્રતિભાવમાં ફેરફાર કરે છે, જેમાં રોગપ્રતિકારક તંત્રને ઉત્તેજીત કરવા, ઘટાડવા અથવા અટકાવવાનો સમાવેશ થાય છે, જે સામાન્ય રીતે શરીર માટે ફાયદાકારક હોય છે.

લા ફૉન્સિયર દ્વારા નોંધ

પ્રિય વાચક,

"કેવી રીતે સુપરફૂડ્સ સાથે રોગ મુક્ત જીવવું" પુસ્તક વાંચવા બદલ આભાર.

જો તમને આ પુસ્તક ઉપયોગી લાગ્યું હોય, તો કૃપા કરીને તેને ઓનલાઇન સમીક્ષા કરો. અન્ય સ્વાસ્થ્ય પ્રત્યે સભાન વાચકોને મદદ કરવા માટે, તેમને જણાવો કે તમને તે શા માટે ગમ્યું.

આ પુસ્તકમાં વર્ણવેલ સુપરફૂડ્સ પર આધારિત સ્વાદિષ્ટ અને મોંમાં પાણી લાવી દે તેવી વાનગીઓ માટે, શ્રેણીનું આગામી પુસ્તક, **"ઈટ ટુ પ્રિવેન્ટ એન્ડ કંટ્રોલ ડિસીઝ કુકબુક"** વાંચો.

ઈટ સો વોટ! શ્રેણીમાં, **ઈટ સો વોટ! ધ પાવર ઓફ વેજીટેરિયનિઝમ** અને **ઈટ સો વોટ! સ્માર્ટ વેયઝ ટુ સ્ટે હેલ્ધી,** જાણો કે શાકાહારી આહાર રોગમુક્ત, સ્વસ્થ જીવનનો ઉકેલ કેવી રીતે છે!

જો તમે તમારી વાળની સમસ્યાઓનો કાયમી ઉકેલ શોધી રહ્યા છો, તો **"સિક્રેટ ઓફ હેલ્ધી હેર"** વાંચો.

આ બધા પુસ્તકો ઇબુક, પેપરબેક અને હાર્ડકવર આવૃત્તિઓમાં ઉપલબ્ધ છે.

સાદર,

લા ફૉન્સિયર

આ પણ વાંચો

ઈટ સો વ્હોટ! શાકાહાર ની શક્તિ : વજન ઘટાડવા, રોગ મુક્ત, દાવા મુક્ત, સ્વસ્થ લાંબા જીવન માટે પોષણ માર્ગદર્શિકા

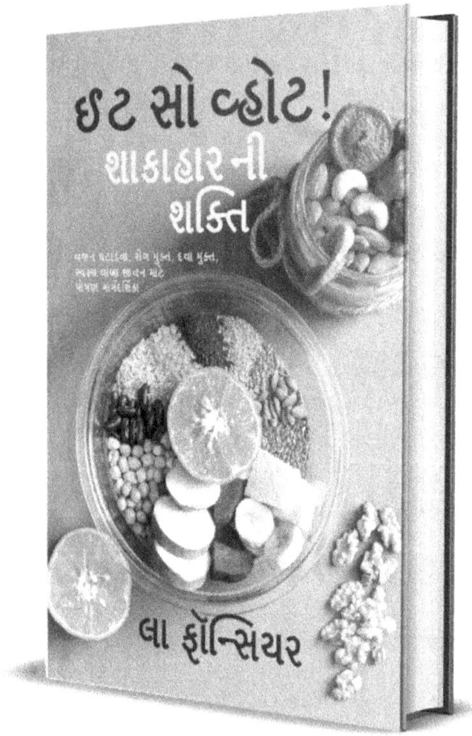

ભલે તમે જન્મથી જ શાકાહારી હોવ કે સ્વાસ્થ્ય સમસ્યાઓ માટે શાકાહારી હોવ કે પછી તમે માંસાહારી હોવ, આ પોષણ માર્ગદર્શિકા તમારા માટે છે!

લા ફૉન્સિયર ની અન્ય પુસ્તકો

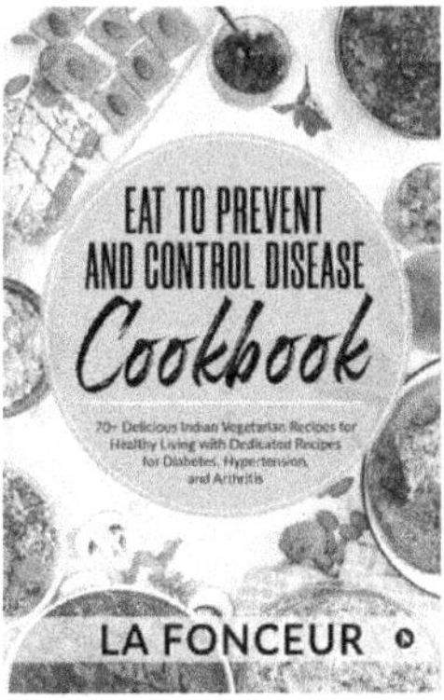

इंग्लिश एडिशन:

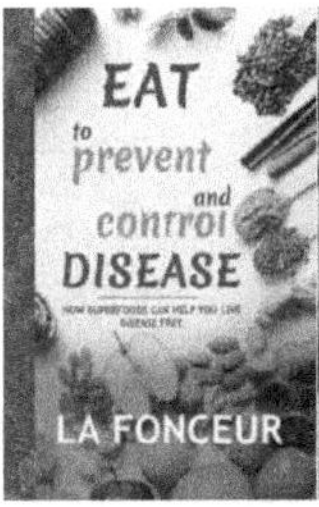

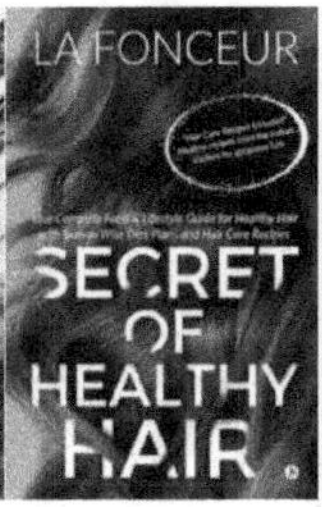

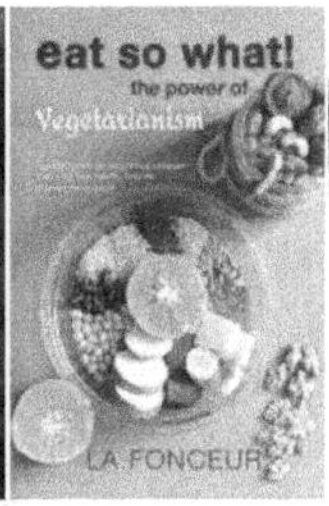

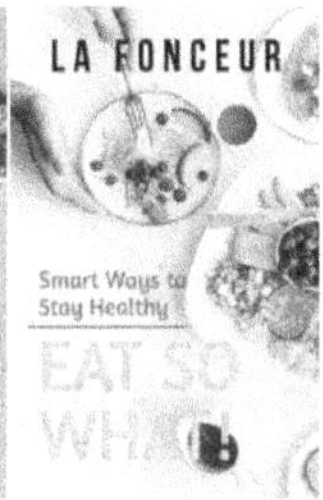

हिंदी एडिशन:

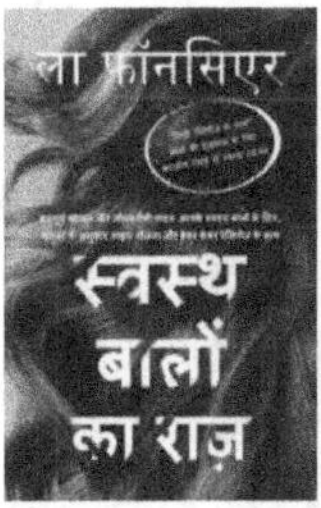

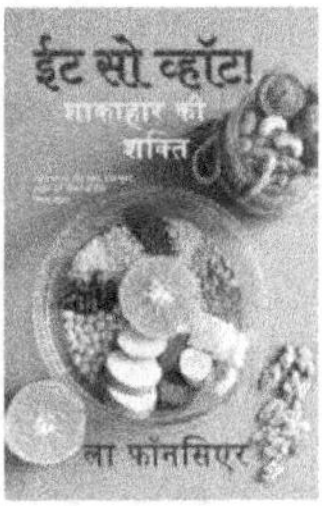

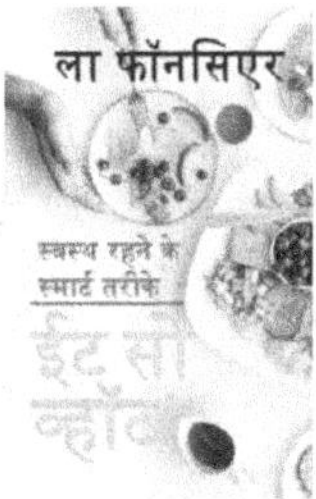

લા ફૉન્સિયર વિશે

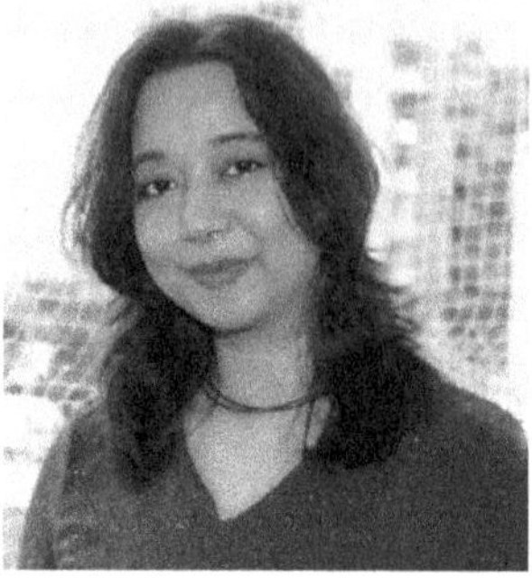

લા ફૉન્સિયર "ઇટ સો વોટ!", "ઇટ ટુ પ્રિવેન્ટ એન્ડ કંટ્રોલ ડિસીઝ" અને "સિક્રેટ ઓફ હેલ્ધી હેર" પુસ્તક શ્રેણીના લેખિકા છે. ફાર્મસીમાં માસ્ટર ડિગ્રી સાથે, તે એક સંશોધન વૈજ્ઞાનિક અને રજિસ્ટર્ડ ફાર્માસિસ્ટ છે. તેણીએ ફાર્માસ્યુટિકલ ટેકનોલોજીમાં વિશેષતા મેળવી છે અને ફાર્માસ્યુટિકલ સંશોધન અને વિકાસ વિભાગમાં સંશોધન વૈજ્ઞાનિક તરીકે કામ કર્યું છે. તે એક આરોગ્ય બ્લોગર અને નૃત્ય કલાકાર છે. એક સંશોધન વૈજ્ઞાનિક હોવાને કારણે, તેઓ માને છે કે પૌષ્ટિક શાકાહારી ખોરાક અને સ્વસ્થ જીવનશૈલીથી મોટાભાગના રોગોને અટકાવી શકાય છે.

લા ફૉન્સિયર સાથે કનેક્ટ થાઓ

ઇન્સ્ટાગ્રામ: @la_fonceur | @eatsowhat

ફેસબુક: LaFonceur | eatsowhatblog

X: @la_fonceur

લા ફૉન્સિયર ના પુસ્તકો પર ખાસ ઑફર્સ મેળવવા માટે વેબસાઇટ પર સાઇન અપ કરો:

બ્લોગ: https://eatsowhat.com/signup

વેબસાઇટ: www.lafonceur.com/sign-up

www.ingramcontent.com/pod-product-compliance
Lightning Source LLC
LaVergne TN
LVHW050946051026
849532LV00005B/1731
* 9 7 8 9 3 3 4 4 4 0 5 7 7 *